Sigrid Engelbrecht

Best Age POWER

Krafttraining für Körper und Geist

Sigrid Engelbrecht

Best Age POWER

Krafttraining für Körper und Geist

pietsch

Einbandgestaltung: Dos Luis Santos

Bildnachweis: Alle Bilder von Martina Henschke,
Frankfurt (www.martinahenschke.de: info@martinahenschke.de)

Eine Haftung des Autors oder des Verlages und seiner Beauftragten für Personen-, Sach- und Vermögensschäden ist ausgeschlossen.

ISBN 978-3-613-50557-5

1. Auflage 2007

Sie finden uns im Internet unter: www.pietsch-verlag.de

Lektor: Marko Schweizer
Innengestaltung: Medienfabrik GmbH, Möglingen
Druck und Bindung: Rung-Druck, 73033 Göppingen
Printed in Germany

Inhalt

EINFÜHRUNG

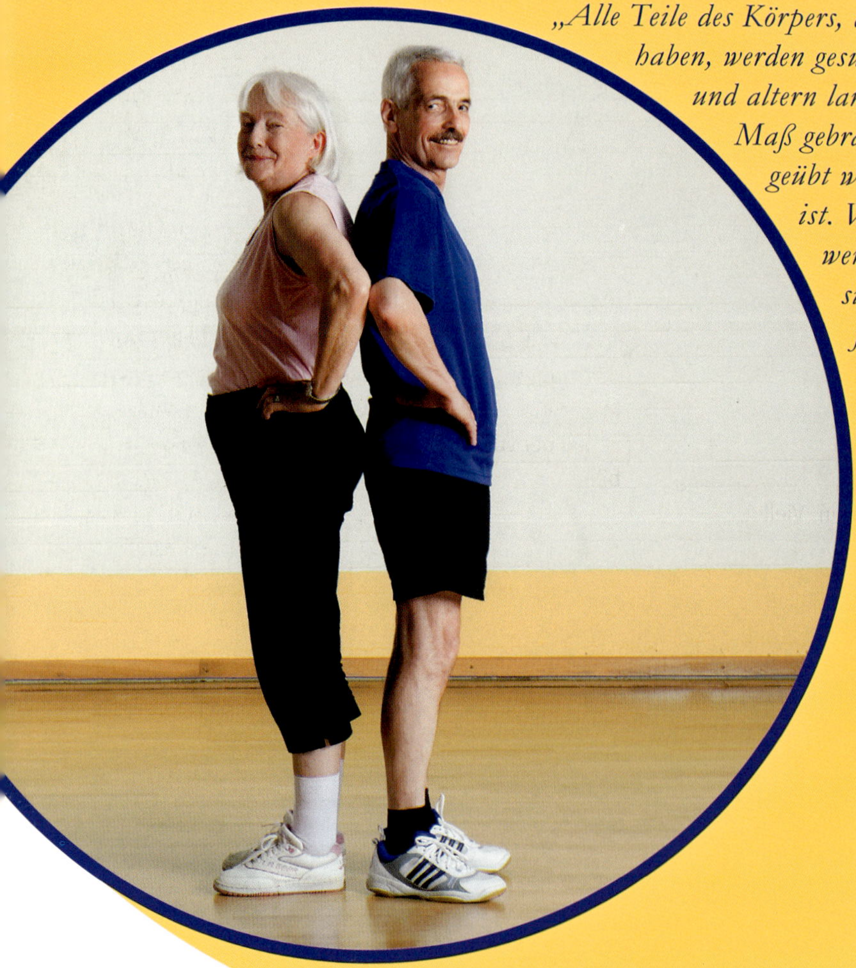

„Alle Teile des Körpers, die eine Funktion haben, werden gesund, wohlentwickelt und altern langsamer, sofern sie mit Maß gebraucht und in Arbeiten geübt werden, an die man gewohnt ist. Wenn sie aber nicht benutzt werden und träge sind, neigen sie zu Krankheit, wachsen fehlerhaft und altern schnell."

Hippokrates

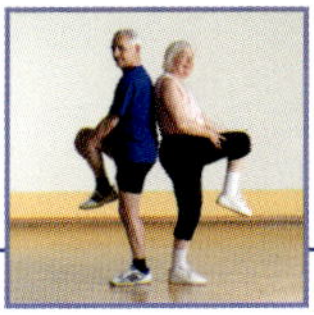
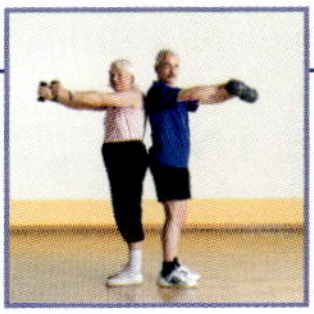
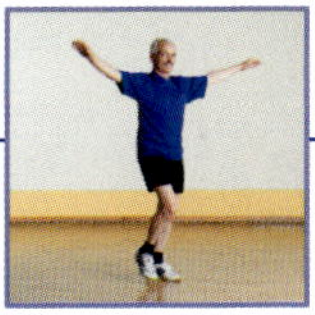

"Älter werden ist gar nicht so schlecht – wenn man die Alternative bedenkt ..." so formulierte etwas schlitzohrig der französische Chansonier und Schauspieler Maurice Chevalier. Nun, alt werden ist die eine Sache, aber alt aussehen und sich alt fühlen? Zudem: Wann genau sind Sie eigentlich „alt"? Nach der Definition der Weltgesundheitsorganisation WHO gilt als „alt", wer das 65. Lebensjahr vollendet hat. Das ist aber nur als Durchschnittswert zu verstehen, denn jeder altert auf seine eigene, sehr persönliche Art und Weise. Es gibt kein festes Raster dafür, welches Lebensjahr welche Veränderungen mit sich bringt. Manch einer fühlt sich mit 80 aktiv und voller Schwung, ein anderer ist mit Mitte 50 chronisch müde und glaubt, die besten Zeiten hinter sich zu haben.

Was heisst eigentlich "alt"?

Natürlich haben Sie Ihre ganz individuelle Vorstellung davon, was es bedeutet, „alt" zu sein. Vielleicht tragen Sie Befürchtungen mit sich herum, die mit Hilfsbedürftigkeit, Krankheit, Langeweile, Schmerzen und Einschränkungen zu tun haben, vielleicht ist das Alter für Sie aber auch verbunden mit der Vorstellung, sich nicht mehr hetzen zu müssen und nun endlich Zeit zu haben für all das, was Sie schon immer mal tun wollten – sofern die Gesundheit mitspielt. Das gesellschaftliche Alternsbild ist – nicht zuletzt aufgrund der demografischen Entwicklung – heftig im Wandel begriffen.

Der Jugendkult, der lange Zeit derart dominant war, dass man ihn leicht als die Weltsicht schlechthin ansehen konnte, weicht allmählich einem Menschenbild, das Unterschiedlichkeit zulässt, das Menschen auch nicht mehr nur mit „perfekten" jugendlichen Körpern in Idealgewicht und Normmaßen präsentiert, sondern auch der Individualität des älter werdenden Menschen etwas abgewinnen kann. Schönheit ist eben relativ und misst sich nicht unbedingt am idealen Taillenumfang oder der Zahl der Kilos, die jemand auf die Waage bringt.

Eines aber ist klar: Mit zunehmenden Alter wird Gesundheitspflege immer wichtiger, um noch lange Zeit aktiv sein zu können und all das tun zu können, wofür früher nie richtig Zeit gewesen ist – und dann eben auch in der Lage zu sein, dies zu genießen ohne dass körperliche Einschränkungen starre Grenzen setzen. Schon der Volksmund weist darauf hin, dass eine stabile Gesundheit Grundlage ist für ein aktives Leben – und das gilt dann natürlich beim Älterwerden umso mehr: „Gesundheit ist nicht alles, aber ohne Gesundheit ist alles nichts." Oder: „Ein Gesunder hat hundert Wünsche, ein Kranker nur einen." Bis ins hohe Alter gesund zu bleiben, ist aber keineswegs eine Sache besonderer genetischer Ausstattung. Eigentlich ist es sogar recht einfach: Wer schlechte Gewohnheiten wie das Rauchen aufgibt, kein Couch-Potatoe ist, mit vollwertiger Ernährung seinen Körper und mit Gedächtnistraining seinen Geist fit hält, kreativ und optimistisch ist und sich in seinem sozialen Umfeld wohl

POWER

fühlt, hat viel dafür getan, gesund und fit noch viele schöne Jahre zu erleben.

Wie schnell oder langsam Altern vor sich geht, hängt also davon ab:

- wie und wie viel Sie sich bewegen,
- wie Sie sich ernähren,
- wie Sie mit Genussmitteln umgehen,
- wie viel und welcher Art von Stress Sie in Ihrem Alltag ausgesetzt sind,
- wie gut Sie "abschalten", sich entspannen und schlafen können,
- wie gut Sie mit sich selbst und Ihren Mitmenschen auskommen,
- ob Ihre Gedanken allgemein eher optimistisch und zuversichtlich oder eher pessimistisch und verzagt sind.

Raus aus dem „Gipsverband"

Das Altern selbst ist keine Krankheit, sondern ein normaler biologischer Vorgang, der – ganz genau genommen – schon bei der Geburt anfängt und alle unsere körperlichen und geistigen Fähigkeiten umfasst. Als Erwachsene erreichen wir im Alter zwischen 20 und 30 Jahre unsere maximale körperliche Leistungsfähigkeit. Danach sinkt die Leistung langsam, für uns zunächst in der Regel fast unmerklich, ab.

Und so ist das Altern lange Jahre kein Thema, denken wir so gut wie nie daran, dass wir jährlich, stündlich, sekündlich älter werden – bis irgendwann die ersten Falten auftauchen, die Haare grau werden und wir vielleicht zum Lesen eine Brille brauchen. Plötzlich re-

Leistungsabbau ohne Training

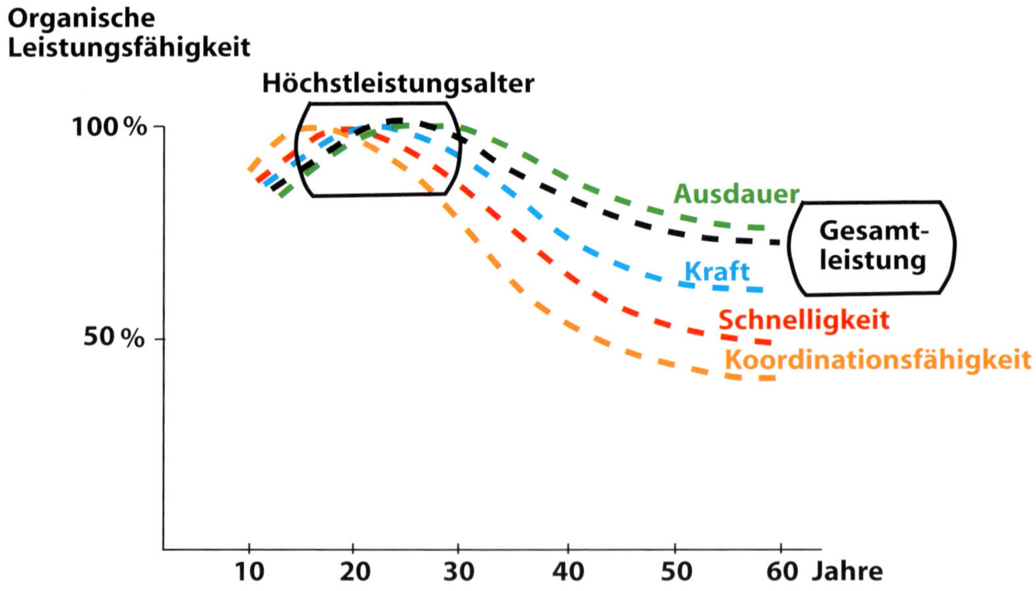

gistrieren wir, dass auch andere Dinge auf einmal anders ablaufen als bisher, z.B. fühlen wir uns vielleicht nicht mehr so leistungsfähig wie bisher und ermüden schneller. Fatalerweise neigen wir leider fast alle dazu, auf Grund von Bewegungsmangel im Alltag und des langsamer als früher arbeitenden Stoffwechsels mit jedem weiteren Lebensjahr träger und auch dicker zu werden – sofern wir nicht bewusst gegensteuern. Lassen wir den Dingen einfach ihren Lauf, entstehen dann ab den mittleren Jahren, so zwischen 40 und 50, oft ungute Kreisläufe: Natürlich ist gut nachvollziehbar, dass man sich wenig bewegt wenn man sich „alt", kraftlos, kurzatmig und schwerfällig dabei fühlt. Doch je weniger man sich bewegt, als desto „älter", kraftloser, kurzatmiger und schwerfälliger wird man sich selbst dann auch wiederum wahrnehmen. Wenn dann noch Stress, Übergewicht, Alkohol und Rauchen dazukommen, dann können Sie sich vorstellen, wie das an der persönlichen Power zehrt und die Motivation, sich körperlich etwas abzuverlangen, vollends in den Keller geht. Wer sich wenig bewegt und seine Muskeln ungenügend beansprucht, legt ganze Regionen seines Körpers sozusagen in einen Gipsverband. Ruhig gestellte Muskeln beginnen erstaunlich rasch zu schwinden, und so macht es dann natürlich immer weniger Spaß, ihnen Leistung abzufordern. Viele der so genannten Alterskrankheiten haben weniger mit dem Älterwerden an sich zu tun, sondern sind zum großen Teil dem Bewegungsmangel und ungesunden Lebensgewohnheiten geschuldet. Schon Hippokrates, der berühmteste Arzt des Altertums, wusste: *„Alle Teile des Körpers, die eine Funktion haben, werden gesund, wohlentwickelt und altern langsamer, sofern sie mit Maß gebraucht und in Arbeiten geübt werden, an die man gewohnt ist. Wenn sie aber nicht benutzt werden und träge sind, neigen sie zu Krankheit, wachsen fehlerhaft und altern schnell."*

Um solche unguten Kreisläufe effektiv umkehren zu können, gilt es an verschiedenen Punkten gleichzeitig etwas zu verändern: An den persönlichen Vorstellungen und der Einstellung zu uns selbst und zum Alter, ebenso wie an der konkreten Leistungsfähigkeit der Muskulatur. Wenn wir aktiv, gut gelaunt und unternehmungslustig älter werden wollen, müssen wir also etwas dafür tun, uns unsere Kraft und Beweglichkeit zu erhalten, sonst rosten wir regelrecht ein. Krafttraining ist ein ideales Mittel, unseren Körper wieder in einem guten Zustand zu bringen und unsere Muskulatur kräftig und leistungsfähig zu machen. „Use it or lose it" (Nutze sie, oder du verlierst sie) lautet die wichtigste Grundregel beim Krafttraining. Und das bedeutet nichts anderes als: einsteigen u n d dranbleiben. Die gute Nachricht: Es muss nicht viel sein, und Sie können tatsächlich in jedem Alter damit anfangen.

Das Buch „Best Age Power" zeigt Ihnen, wie Sie mit einer guten Motivation und einem vertretbaren Zeitaufwand viel dazu tun können, sich fit und tatkräftig zu halten, damit sie noch lange all das tun können, was Sie schon immer mal tun wollten.

Mit wenig Aufwand viel erreichen

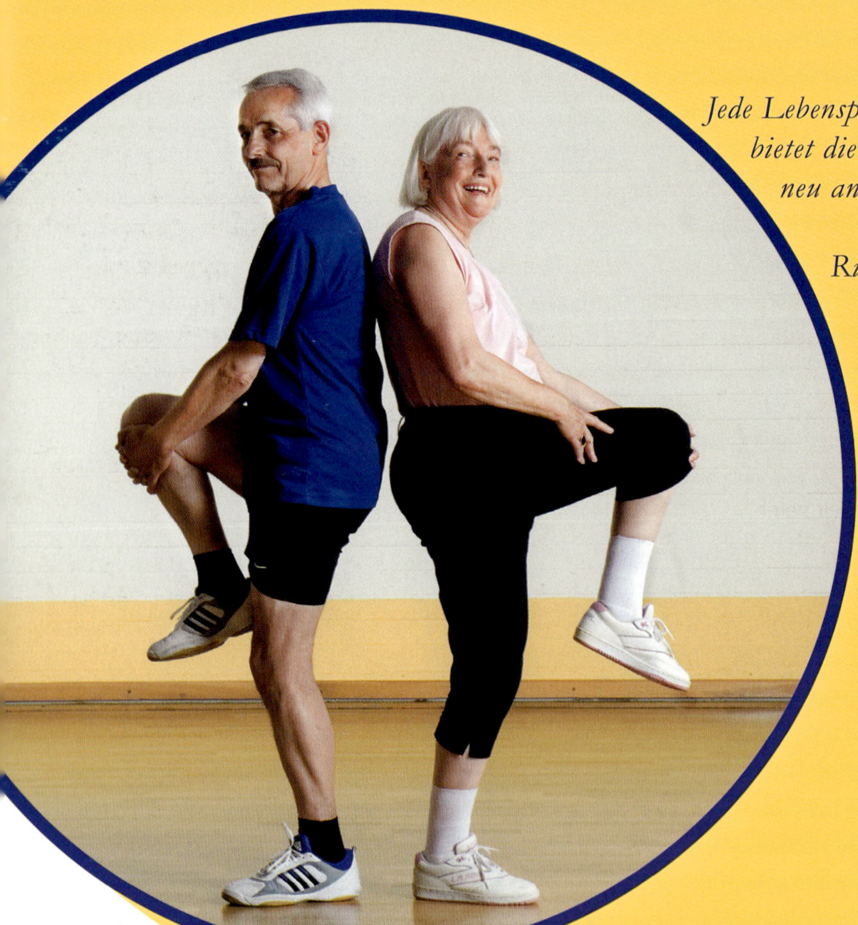

Jede Lebensphase
bietet die Möglichkeit,
neu anzufangen

Rita Süssmuth

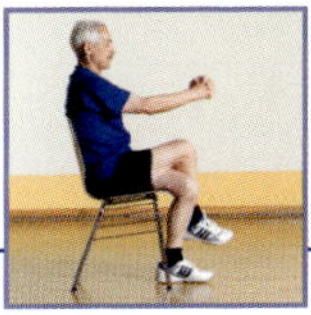

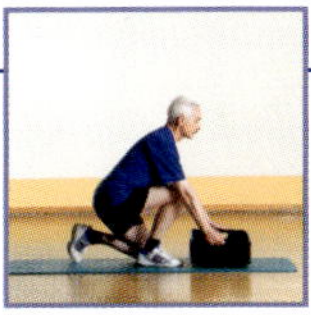

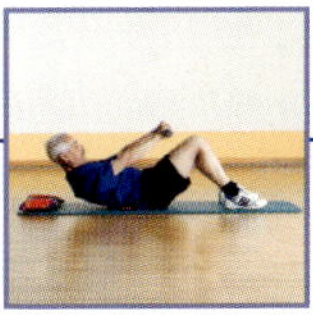

Wie Sie aktiv werden können

Krafttraining kann ganz anders sein

Vielleicht haben Sie noch nie darüber nachgedacht, ob Krafttraining für Sie in Frage kommt. Möglicherweise fallen Ihnen als erstes ölglänzende Muskelpakete, schwere Hanteln, Eiweiß-Spezialpräparate und teure Kraftmaschinen dazu ein. Wer an Krafttraining denkt, stellt sich dabei auch meist junge Bodybuilder vor, die im Sportstudio Meisterleistungen vollbringen. Die Folge: viele Menschen – Frauen wie Männer – jenseits der 50 und noch mehr jenseits der 60 glauben, für Kraft- und Fitnesstraining zu alt zu sein. Weit gefehlt! Krafttraining kann auch ganz anders gestaltet werden, so dass es vorrangig Ihrer Gesundheit und Ihrer persönlichen Power gut tut und sich mit wenigen Hilfsmitteln einfach zu Hause ausführen lässt. Steigen Sie ein und gehören Sie mit zu den Pionieren, denn Krafttraining ist gerade für ältere Menschen ein effektives Mittel, fit zu bleiben. Die Kraftabnahme mit zunehmendem Alter ist, entgegen landläufiger Vorstellungen, kein Naturgesetz. Vielmehr hängt Ihre Kraft davon ab, wie Sie Ihre Muskeln einsetzen.

Ihre Muskeln brauchen etwas zu tun – sonst ziehen sie sich zurück

Ohne Muskeln ist es unmöglich, sich zu bewegen. Unsere Muskeln richten uns auf, tragen uns durchs Leben und sichern unsere körperliche Leistungsfähigkeit – von unserem ersten Kopfheben als Baby bis hin zum selbstständigen Aufstehen aus dem Sessel im Alter. Diese persönliche Muskel-Power hilft uns, Lasten zu tragen, zügig zu laufen oder uns leichtfüßig zu bewegen.

Mit unseren Muskeln heben wir aber nicht nur Getränkekästen, Aktenstapel und Einkaufstaschen, sondern die Muskeln stützen und halten auch das Skelett. Die über 400 Skelettmuskeln machen bei einer jungen Frau 25 bis 35 % und bei einem jungen Mann sogar 40 bis 50 % des gesamten Körpergewichts aus. Schrumpfen die Muskeln, dann werden v. a. Wirbelsäule und Gelenke übermäßig belastet und Verschleiß setzt ein. Deswegen sind muskuläre Defizite an Rücken, Bauch und Po dann auch häufig Auslöser für Ärger mit der Wirbelsäule – in Form von Rückenschmerzen oder Bandscheibenschäden.

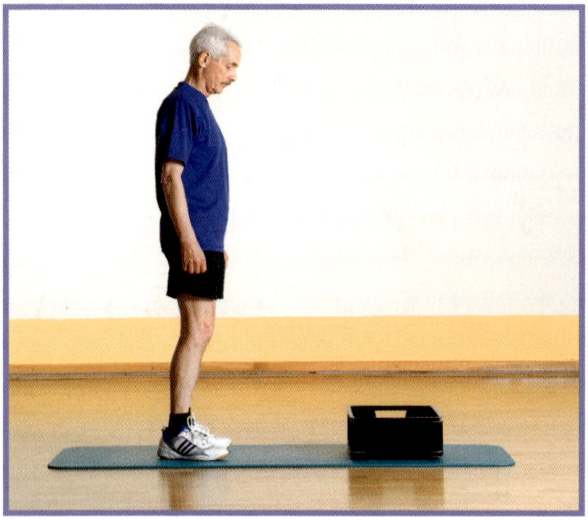

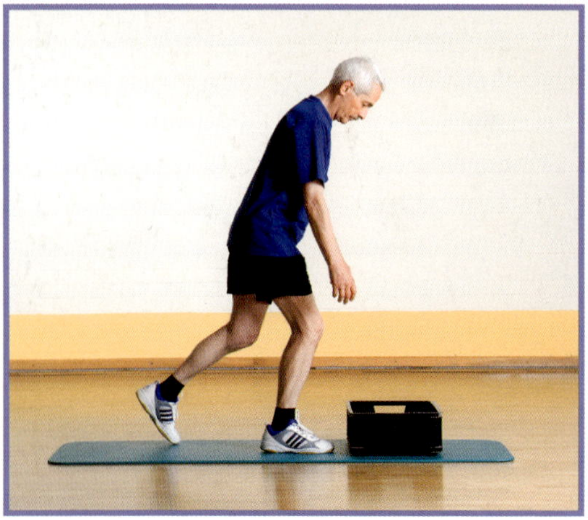

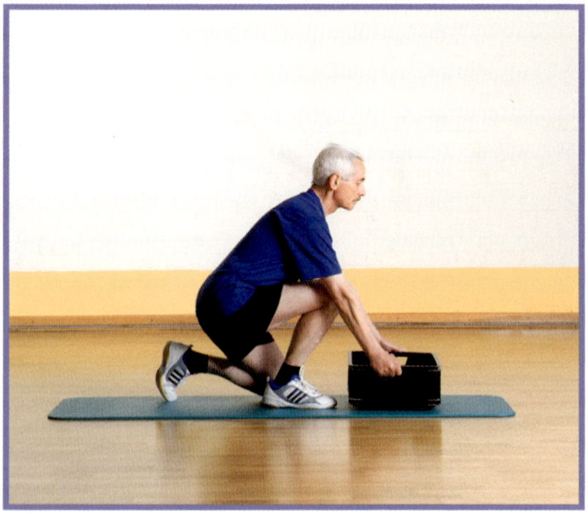

Richtiges Heben

Muskeln, die zur Abschwächung neigen:

- → **Handmuskulatur**
- → **Schulterblattmuskulatur**
- → **Bauchmuskulatur**
- → **Gesäßmuskulatur**

Muskeln, die zur Verkürzung neigen:

- → **Brustmuskulatur**
- → **Rückenmuskulatur**
- → **Hüftbeuger und Hüftstrecker**
- → **Kniestreckmuskulatur**
- → **Wadenmuskulatur**

Wer nichts für seine Muskulatur tut, wird nicht nur immer steifer und kraftloser, er läuft auch Gefahr, an Arthrose (Gelenkentzündung) und Osteoporose (Knochenschwund) zu erkranken, weil die Knochen mangels Beanspruchung nicht mehr so gut durchblutet werden. Gelenke müssen bewegt werden, um sie vor Entzündungen und Verformungen zu bewahren, und auch die Knochen benötigen „Pflege“ um nicht porös zu werden. Ebenso sind die Muskelzellen, die sich wie alle Zellen mit zunehmendem Alter weniger

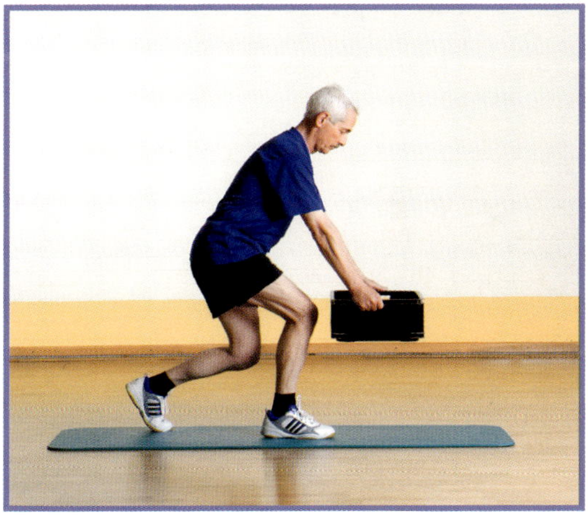

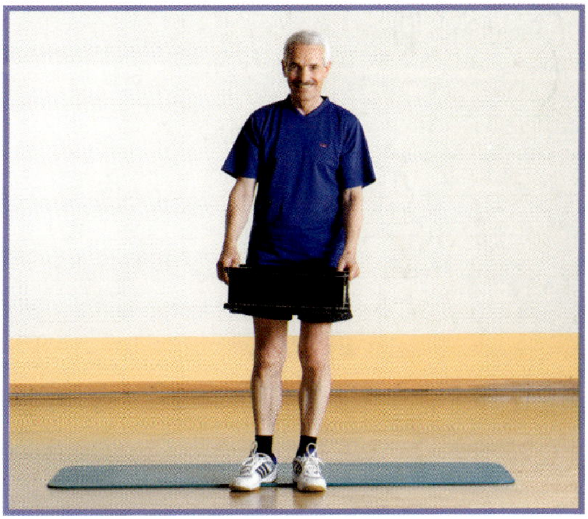

gut erneuern können als in jüngeren Jahren, auf Bewegung angewiesen, um vital zu bleiben. Tut man nichts für die Muskeln, nimmt die Kraft mit zunehmendem Alter tatsächlich rapide ab: Bereits ab dem 30. Lebensjahr um dreieinhalb bis fünf Prozent pro Lebensjahrzehnt, ab dem 60. Lebensjahr sogar alle zehn Jahre um bis zu zehn Prozent, haben Forscher festgestellt. So macht dann später im hohen Alter Muskelschwäche letztlich das Aufstehen, das Gehen, das Treppensteigen und das Tragen von Lasten sehr mühsam und die Gefahr von Stürzen steigt stetig. Man verliert die Fähigkeit zum selbständigen Leben und ist mehr und mehr auf Hilfe und Pflege angewiesen. Dies beeinträchtigt die Lebensqualität und auch das psychische Wohlbefinden. Man traut sich weniger zu, wird ängstlich – und bewegt sich noch weniger. Diese Zusammenhänge machen sich leider nur Wenige bewusst. Warten Sie nicht, bis es zu gravierenden Beeinträchtigungen Ihrer Gesundheit kommt. Handeln Sie jetzt! Sie können –in jedem Lebensalter – anfangen, etwas für Ihre persönliche Power zu tun.

Erster Schritt: Machen Sie eine Bestandsaufnahme!

Fitness-Test 50plus

1. Wie oft betreiben Sie Sport?

a) Mehr als 2x pro Woche
b) 2x pro Woche
c) 1x pro Woche
d) Nie wirklich; maximal Wandern oder Gymnastik

2. Empfinden Sie Ihren Lieblingssport heute anstrengender oder macht er Ihnen weniger Spaß als früher?

a) Nein, ganz im Gegenteil
b) Strengt etwas mehr an
c) Strengt mich deutlich mehr an
d) Ist mir zu anstrengend, ich bin da nicht mehr aktiv

3. Wie oft machen Sie Gymnastik und/oder Stretching (Dehnübungen)?

a) Mehrmals pro Woche
b) Hin und wieder
c) Sehr selten
d) Gar nicht

4. Leiden Sie unter Rückenschmerzen?

a) Habe ich nie
b) Habe ich selten
c) Habe ich oft
d) Habe ich sehr oft

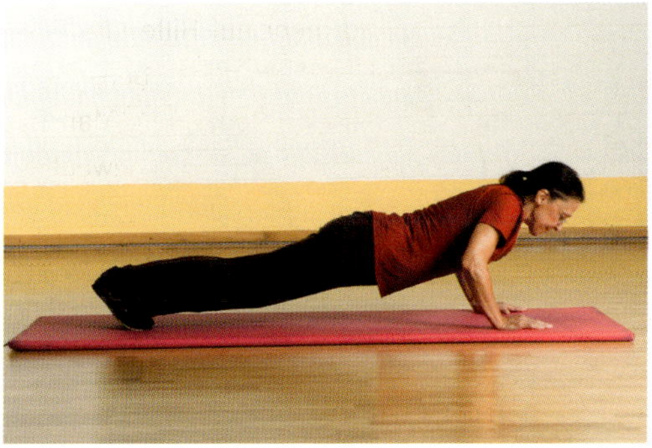

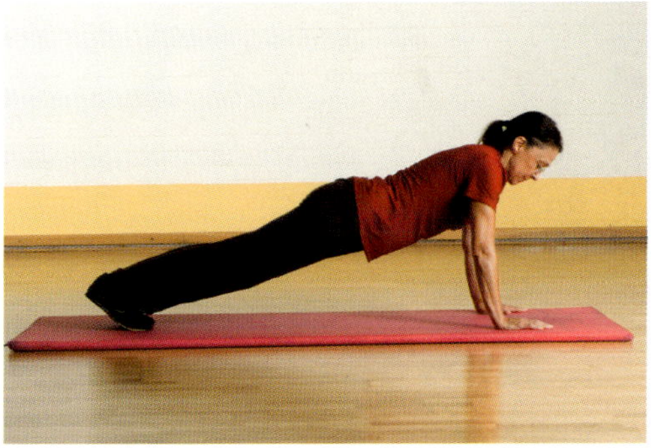

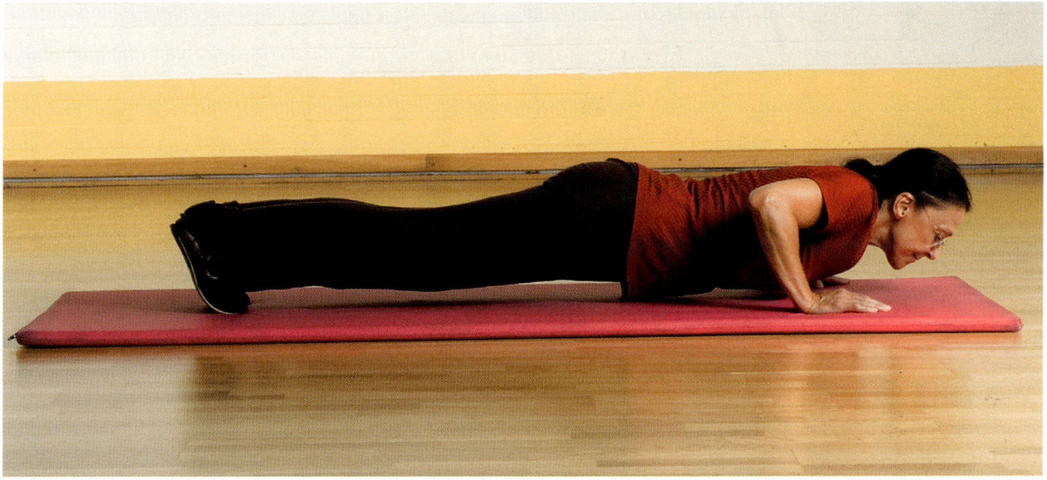

5. Ein starkes Wenden Ihres Kopfes (z.B. beim Rückwärts fahren mit dem Auto)?

a) Geht gut
b) Manchmal geht es ganz gut, manchmal mühsam/schmerzhaft
c) Hin und wieder mühsam/schmerzhaft
d) Habe damit immer meine Schwierigkeiten/gelingt nur mit Schmerzen

6. Wie viele Liegestütze schaffen Sie hintereinander?

a) Über 10
b) Maximal 10
c) Maximal 5
d) Keinen

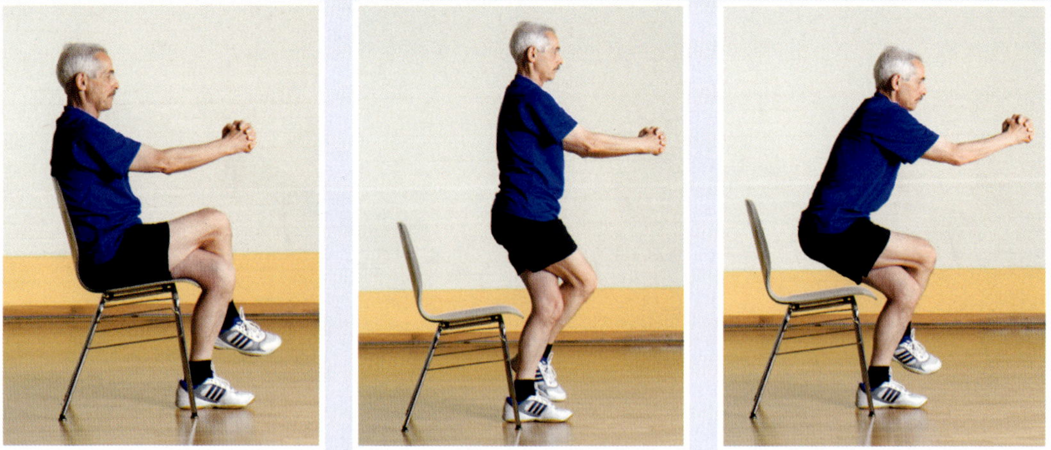

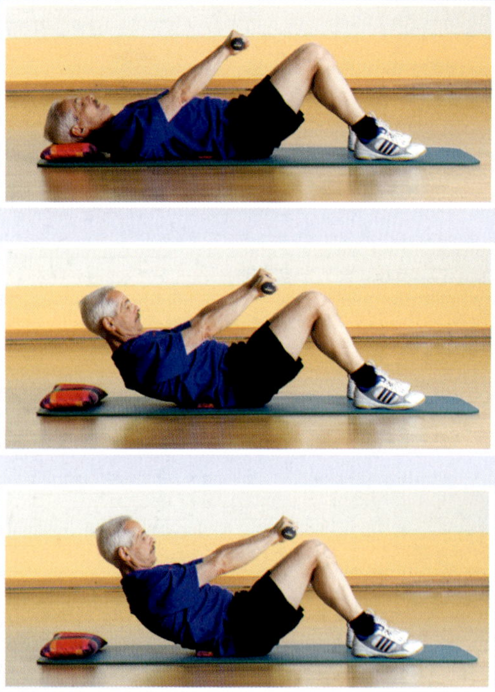

7. Schaffen Sie es, im Sitzen mit übereinander geschlagenen Beinen mit ca. 1 kg Gewicht in jeder Hand ohne Hilfsmittel und ohne Schwung aufzustehen?

a) Ohne Probleme
b) Mit etwas Schwung
c) Mit etwas Schwung fast
d) Weit davon entfernt

8. Schaffen Sie es, auf dem Rücken liegend mit vor sich ausgestreckten Armen Ihren Oberkörper aufzurichten?

a) Ohne Probleme
b) Mit etwas Schwung
c) Mit etwas Schwung fast
d) Weit davon entfernt

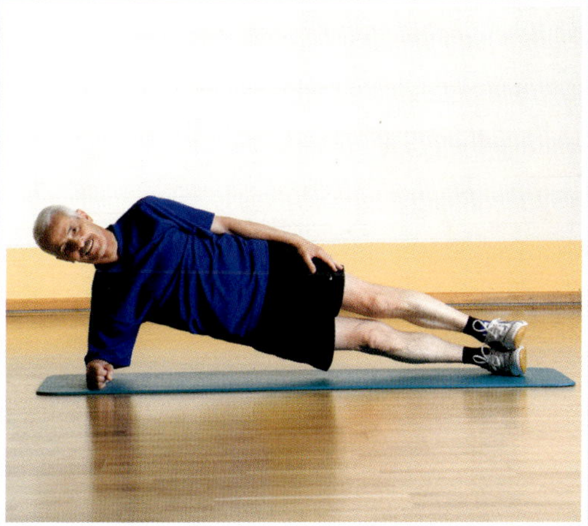

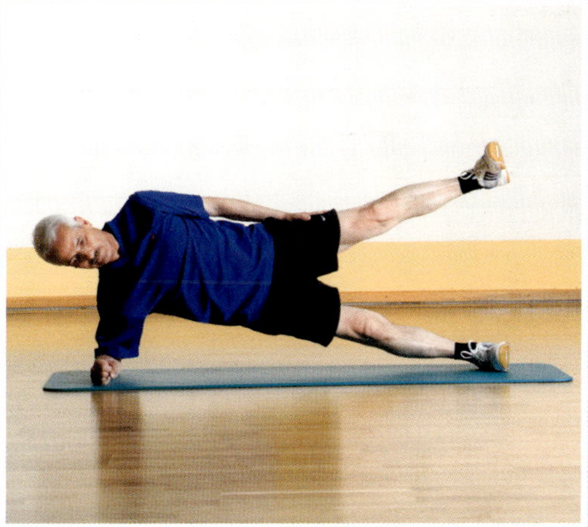

9. Gelingt es Ihnen, aus der mit Ihrem Ellbogen abgestützten Seitenlage das obere Bein gestreckt hochzuheben und diese Position ca. 5 Sekunden zu halten?

a) Ohne Probleme
b) Etwa 3 Sekunden lang
c) Ganz kurz
d) Weit davon entfernt

10. Haben Sie das Gefühl, steifer, ungelenkiger geworden zu sein?

a) Nein
b) Etwas schon
c) Bin recht steif geworden
d) Bin sehr steif geworden

11. Fühlen Sie sich am Ende eines normalen Tages müde und ausgelaugt?

a) Nein
b) Ab und zu schon etwas
c) Häufig
d) Eigentlich ständig

12. Wie gut schlafen Sie ein?

a) Problemlos – gleich nach dem Zu-Bett-Gehen
b) Meistens problemlos
c) Ab und zu liege ich länger wach bevor ich einschlafen kann
d) Ich liege fast immer lange wach bis ich einschlafen kann

13. Fällt es Ihnen immer schwerer, Ihr Gewicht zu halten, obwohl Sie weniger essen als früher?

a) Ich halte mein Gewicht ohne Diäten schon seit etlichen Jahren
b) Ich habe in den letzten fünf Jahren leicht zugenommen, so zwischen 2 bis 3 Kilo
c) Ich habe in den letzten fünf Jahren etwa 4 bis 5 Kilo zugenommen
d) Ich habe in den letzten fünf Jahren mehr als 5 Kilo zugenommen und fürchte, dass ich noch weiter zunehme

14. Sitzt bei Ihnen heute Fett wo früher Muskeln waren?

a) Nein
b) Na ja, in der Taille und am Bauch sind ein paar Mini-Pölsterchen
c) Mehr als mir lieb ist, v.a. an Bauch, Po, Armen, Oberschenkeln
d) Meine Körpersilhouette hat sich so deutlich verändert, dass es mir schwer fällt, meinen Körper anzunehmen.

15. Ist Ihr Hausarzt der Meinung, Sie sollten etwas für Ihren Cholesterinspiegel tun?

a) Meine Cholesterinwerte sind gut/sehr gut
b) Meine Cholesterinwerte sind grenzwertig
c) Meine Cholesterinwerte sind leicht erhöht
d) Meine Cholesterinwerte sind stark erhöht

16. Wie steht's um Ihre Körperfettwerte?

a) Sind normal
b) Sind leicht erhöht
c) Sind stark erhöht
d) Sind sehr stark erhöht

17. Wird Ihnen beim Wechseln von Körperpositionen schwindlig?

a) Nie
b) Selten
c) Hin und wieder
d) Oft

18. Kommen Sie beim Treppensteigen außer Atem?

a) Beim 4. Stockwerk oder darüber
b) Beim 3. Stockwerk
c) Beim 2. Stockwerk
d) Schon beim 1. Stockwerk

19. Kommen Sie außer Atem, wenn Sie eine Luftmatratze aufblasen?

a) Nur bei extremer Aufblasanstrengung
b) Erst nach längerem Aufblasen
c) Zwischen dem 5. und dem 9. Atemstoß
d) Schon vor dem 5. Atemstoß

20. Würden Sie es sich zutrauen, über einen Schwebebalken zu balancieren?

a) Schaffe ich sicher!
b) Denke schon, dass ich das schaffe
c) Mit leichter Handsicherung
d) Nein

21. Fühlen Sie sich älter als Sie sind?

a) Ganz und gar nicht
b) Eher selten
c) Ab und zu
d) Eigentlich fast ständig

Für die Auswertung:

a) 3 Punkte
b) 2 Punkte
c) 1 Punkt
d) 0 Punkte

Sie haben ... von 60 Punkten erreicht. Das entspricht ... Prozent des Zufriedenheitsmaximums.

Auswertung

90 bis 100 Prozent:
Ja, super! Sie sind in guter Verfassung. Weiter so.
70 bis 89 Prozent:
Ihre körperliche Fitness ist ganz gut, in manchen Bereichen aber ausbaufähig. Überlegen Sie, was Sie an Ihrer körperlichen Konstitution weiter verbessern könnten.
50 bis 70 Prozent:
Ihre Fitness ist eher unterdurchschnittlich. Bedenken Sie Ihr Leben und Ihre Gesundheit neu und bauen Sie ein regelmäßiges Training in Ihren Alltag ein.
Bis 49 Prozent:
Hinsichtlich Ihrer körperlichen Fitness besteht großer Handlungsbedarf. Machen Sie eine Vorsorgeuntersuchung mit anschließender Beratung für einen stufenweisen Trainingsplan. Gehen Sie Ihr Training langsam an (am besten nach einem Gespräch mit Ihrem Arzt und unter Anleitung der weiteren Vorgangsweise).

Nun, wie sieht es aus? Auch wenn Sie eher im unteren Bereich liegen sollten, ist dies überhaupt kein Grund, nun entmutigt zu sein. Wichtig ist vielmehr, dass Sie entschlossen sind, daran etwas zu ändern und dass Sie, gerade wenn Sie Neu- oder Wiedereinsteiger/in in punkto Fitness sind und es Ihnen noch an Körpergefühl und Koordination mangelt, mit einfachen Übungen und wenigen Wiederholungen beginnen und sich zunächst bescheidene Ziele setzen, die Sie gut erreichen können.

Verlassen Sie die negativen Kreisläufe – erzeugen Sie positive!

Gerade wenn Sie bisher nichts oder nur sehr wenig für Ihre Fitness getan haben, ist es wichtig, Schritt für Schritt einzusteigen. Es drängt Sie niemand. Natürlich möchten Sie, dass sich schnell etwas ändert, doch Ihr Körper ist schlicht und ergreifend aus der Übung und so braucht es Geduld, bis sich die ersten Effekte zeigen. Doch bereits nach wenigen Wochen Krafttraining haben Sie eine positive Wirkungskette und anhaltende Effekte auf Ihr Wohlbefinden in Gang gesetzt.

Zweiter Schritt: Vergegenwärtigen Sie sich die Vorteile, die Krafttraining Ihnen bietet:

Von den Wirkungen des Krafttrainings können Sie vielfach profitieren:

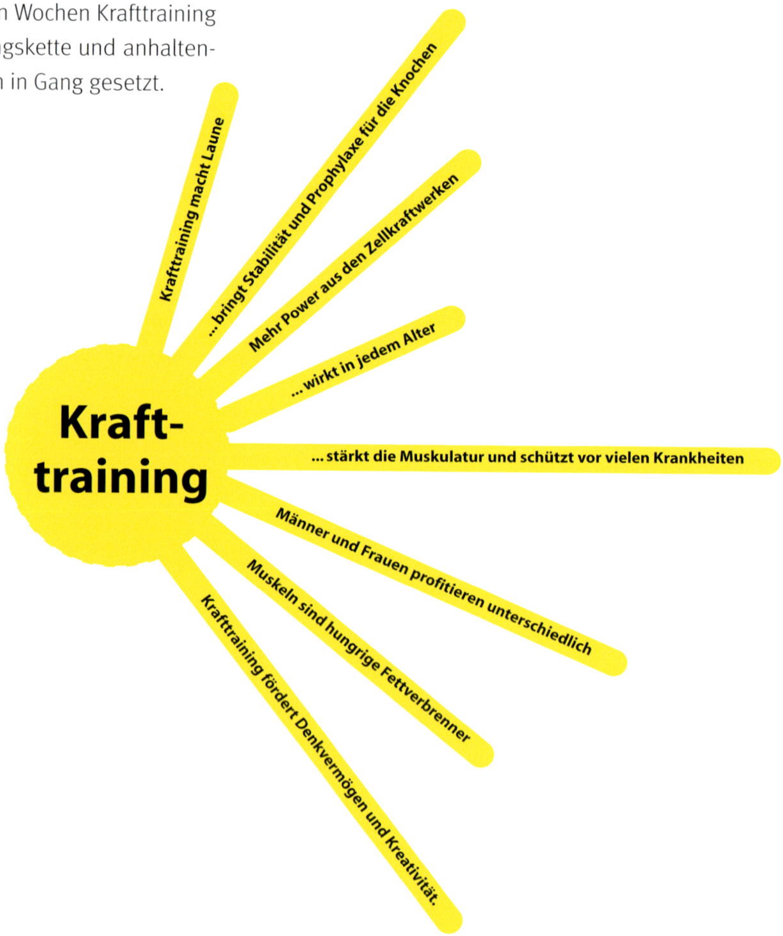
Kraft-training
Krafttraining macht Laune
... bringt Stabilität und Prophylaxe für die Knochen
Mehr Power aus den Zellkraftwerken
... wirkt in jedem Alter
... stärkt die Muskulatur und schützt vor vielen Krankheiten
Männer und Frauen profitieren unterschiedlich
Muskeln sind hungrige Fettverbrenner
Krafttraining fördert Denkvermögen und Kreativität.

Krafttraining stärkt die Muskulatur und lässt Sie gut aussehen

Alles, was Kraft erfordert, z.B. das Treppensteigen, das Aufstehen von einem Stuhl, das Führen des Staubsaugers oder das Tragen der Einkaufstasche wird leichter zu handhaben. Wenn Ihr Körper Spannkraft verloren hat und schlaff aussieht, können Sie dem mittels Training entgegenwirken, so dass es in Ihrem Körper wieder zu einem ausgeglichenen Verhältnis zwischen Muskulatur und Fett kommt. Wenn Sie in den vergangenen Jahren eher Muskeln ab- und Fett aufgebaut haben, dann kehren Sie dies um. Durch Krafttraining werden Arme, Beine und Bauch gestrafft. Eine gut entwickelte Muskulatur festigt den Körper, schafft straffere Formen und glatter wirkende Haut. Trainierte Brustmuskeln heben bei Frauen wie auch bei Männern die Brust, ein kräftiger Trizeps strafft allzu nachgiebige Oberarme und ein trainierter Gesäßmuskel den abwärts strebenden Po. Auch Ihre Körperhaltung profitiert davon.

Krafttraining schützt vor vielen Krankheiten

Viele Wissenschaftler und Ärzte sind mittlerweile der Meinung, dass kein Medikament und keine andere Maßnahme einen dem Krafttraining vergleichbaren gesundheitlichen Nutzen besitzt. Krafttraining schützt Sie Hand in Hand mit einer gesunden Ernährungsweise vor chronischen Krankheiten und Schmerzen im Alter, denn es optimiert verbliebene Funktionen, verbessert die Lebensqualität, und verhindert oder verzögert Behinderungen. Krafttraining hilft beispielsweise auch, Rücken- und Gelenkschmerzen, Knochenabbau, Übergewicht und Altersdiabetes vorzubeugen.

Training wirkt in jedem Alter

Sowohl bei Männern als auch bei Frauen lässt sich bis ins hohe Alter ein deutlicher Kraftzuwachs durch Training nachweisen – dies belegt eine mittlerweile recht große Anzahl hiesiger und internationaler Studien. Sie zeigen, dass jeder, ob 20, 40, 60 oder über 80 Jahre alt, deutlich vom Krafttraining profitieren kann. Muskelstärke ist für jeden mobilen Menschen trainierbar, in jedem Alter, mit jeder Konstitution. Die Forscher fanden heraus, dass scheinbar alternsbedingte Beschwerden ursächlich direkt auf die Abnahme der Muskulatur zurückgeführt werden können. In dem Maße, wie die Muskelkraft systematisch gestärkt wurde, besserten sich auch die Beschwerden. Mehrere Studien mit untrainierten 63- bis 90-jährigen Teilnehmern belegen eindrucksvoll, dass sich Muskeln jederzeit wieder aufbauen lassen. So steigerten dreimal wöchentlich betriebene Kraftübungen nach nur acht bis zwölf Wochen die Muskelkraft um über 50 Prozent. Wer nur einmal wöchentlich zu den Hanteln griff, verzeichnete immerhin noch einen Kraftzuwachs von 15 Prozent. Weitere Untersuchungen an Hochbetagten, die im Durchschnitt 87 Jahre alt waren, ergaben sogar Kraftzunahmen von bis zu 200 %! Die Zahl

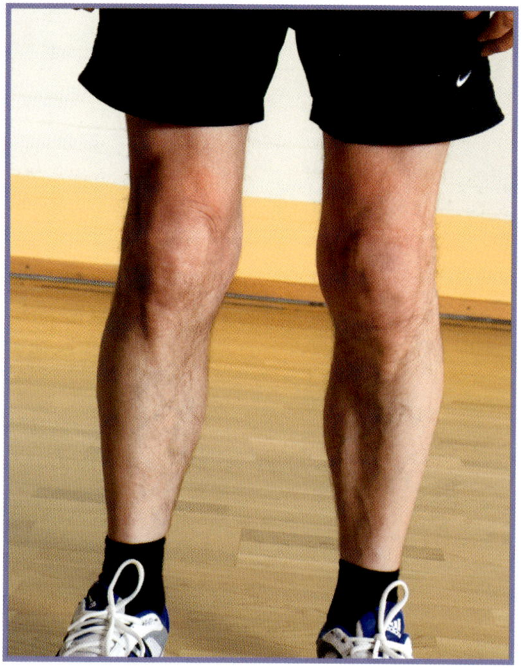

der Stürze und Knochenbrüche in dieser Altersgruppe sank, während die Gehsicherheit und Gehgeschwindigkeit deutlich zunahm. Krafttraining vermag also den allmählichen Verlust von Muskelmasse und Kraft tatsächlich zu stoppen und es werden damit viele Zeichen von Gebrechlichkeit abgewendet, z.B. schnelles Ermüden, Probleme mit dem Gleichgewicht, Schwierigkeiten bei vielen Bewegungen und v.a. auch beim Gehen und damit die Hilfsbedürftigkeit bei der Gestaltung des Alltags. Wenn Sie Muskelkraft verloren haben, können Sie sie durch Training zurückgewinnen. Wenn Ihre Energie nachgelassen hat, können Sie sie steigern. Durch den Kraftzuwachs sichern Sie sich als älterer Mensch ein eigenständiges Leben, was natürlich einen erheblichen Gewinn an Lebensqualität bedeutet. Trainierte 70-Jährige weisen z. B. in einzelnen physiologischen Merkmalen eine ähnliche Leistungskapazität auf wie untrainierte 50-Jährige.

Aktive Frauen haben weniger Probleme mit dem Alter

Aktive Frauen haben nach einer Studie der Universität Sydney weniger Probleme mit dem Alter als Frauen mit einem inaktiven Lebensstil. Laut dem Physiologen Ross Hansen, einem der Autoren der Studie, verbessern selbst wenige Übungen das Aussehen, den Blutkreislauf und die Einstellung zum Leben. Bewegung gebe das Gefühl, etliche Jahre jünger zu sein und auch so auszusehen. An der Untersuchung hatten 50 Frauen teilgenommen, die mindestens zweimal in der Woche 30 Minuten Krafttraining durchführten. Ihre Knochen seien fester, die Muskeln besser und sie hätten weniger Fett angesetzt als Frauen, die nichts machten. So habe eine 70 Jahre alte sportliche Frau den Körper einer 55-Jährigen, sagte Hansen der Zeitung „Sun Herald". Er betonte zudem, auch wenn sich die Studie auf Frauen über 55 Jahren konzentriert hätte, seien die Effekte bei Männer ab diesem Alter dieselben.

Stabilität und Prophylaxe

Krafttraining stärkt Ihren Körper, macht ihn belastbarer und beugt damit Haltungsschäden, Rücken- und Gelenkbeschwerden und auch Osteoporose vor. Neben der Muskulatur werden auch die Sehnen und Bänder gekräftigt und damit die Gefahr vor Verletzungen reduziert. Eine gut trainierte Rumpf- und Beinmuskulatur stabilisiert Ihre Körperhaltung. Mit einem ausgewogenen Krafttraining wirken Sie auch dem Abbau der Knochenmasse entgegen. Zudem sorgt Krafttraining allgemein für eine gute Durchblutung des Körpers und im Besonderen auch des Knorpelgewebes zwischen den Gelenken. Vorteil: die Gelenke nutzen sich nicht so rasch ab; Sie schützen sich damit vor Arthrose. Letztlich verändert sich Ihr gesamtes Körpergefühl. Sie werden sehen, wer sich bewegt, fühlt sich nicht nur jünger und gesünder, er wird es auch!

Muskeln sind hungrige Fettverbrenner

Krafttraining ist – auf lange Sicht betrachtet – ein effektiverer Weg zum Wunschgewicht als Ausdauersportarten. Denn: Muskelmasse erhöht den Grundumsatz des Körpers, da sie selbst im Schlaf kontinuierlich ein Plus an Energie verbraucht. Eine US-Studie konnte nachweisen, dass allein durch den Aufbau von eineinhalb Kilo Muskelfleisch täglich zusätzlich 120 bis 150 Kalorien verbrannt werden. Und: Bewegung hält schlank und schlank sein fördert die Bewegung, denn je weniger überflüssige Pfunde wir mit uns herumtragen, desto müheloser meistern wir körperliche Anstrengungen. Eine einfache Rechnung verdeutlicht dies: Wenn Sie schlank sind, bestehen etwa ein Drittel Ihres Körpergewichts aus Muskeln und diese tragen dann die restlichen zwei Drittel.

Leistung der Mitochondrien lässt sich steigern

In einem Versuch mit 25 gesunden, im Schnitt 70 Jahre alten Männern und Frauen konnten amerikanische Wissenschaftler zeigen, dass ein Leistungsverlust der Mitochondrien sich auch im Alter noch umkehren lässt. Dazu verglichen sie Muskelkraft und Mitochondrienfunktion ihrer Teilnehmer mit der von 26-jährigen Kontrollpersonen. Anhand von Gewebeproben ließ sich feststellen, dass die Mitochondrienfunktion mit dem Alter deutlich abnimmt.

Nachdem die Senioren ein halbes Jahr lang zweimal wöchentlich eine Stunde lang ihre Kraft trainiert hatten, sah es anders aus: Ihre Mitochondrienleistung hatte sich dem Niveau der Mittzwanziger angeglichen. „Mit regelmäßigem Training lassen sich Alterungsprozesse umkehren“, resümiert Studienleiter Simon Melow vom University Medical Center in Hamilton, Ontario.

Mit ein paar Kilo Fett mehr auf den Rippen müssen Ihre Muskeln und Gelenke schnell drei Viertel des Gesamtgewichts stemmen – der Körper wird schwerfällig. Untrainierten stehen nur etwa 70 Prozent ihres Kraftpotenzials zur Verfügung, Trainierte verfügen über ihre volle Leistungsfähigkeit.

Mehr Energie aus den Zellkraftwerken

Wenn Muskeln altern, schwinden sie nicht nur, dem Gewebe steht auch weniger Energie zur Verfügung. Grund dafür ist, dass mit den Jahren die Leistung der Mitochondrien abnimmt. Diese Zellorganellen funktionieren als winzige Kraftwerke, die den Zellen Energie zur Verfügung stellen. Bislang glaubte man, dieser Schwund an Leistung der Zellkraftwerke ließe sich nicht aufhalten, doch neuere Studien zeigen etwas anderes:

Frauen und Männer profitieren unterschiedlich

Natürlich reagiert jeder Organismus anders, doch Frauen sprechen auf Krafttraining generell anders an als Männer. Während Männer relativ rasch sichtbar Muskeln aufbauen – wozu aber mindestens zwei Trainingseinheiten pro Woche nötig sind –, verlieren Frauen meist mehr Fett und der Körper wird straffer.

Training schützt vor Demenz

Wissenschaftler der Universität Illinois werteten Studien zum Thema Sport und Gehirn aus, die über einen Zeitraum von 40 Jahren hinweg entstanden waren, und fanden Folgendes heraus: Sport kann den Alterungsprozess des Gehirns verlangsamen und so vor Demenz schützen. Menschen über 65, die wöchentlich mindestens 15 bis 30 Minuten sportlich aktiv sind, erkranken seltener an Alzheimer oder anderen Demenzformen. Bei Senioren, die sich mindestens dreimal wöchentlich Kraft- oder Ausdauersport widmeten, sank das Risiko um 32 % gegenüber Personen mit überwiegend passiver Lebensweise. Offenbar sind bereits Sporteinheiten von 15 Minuten pro Woche nützlich, um die geistige Fitness günstig zu beeinflussen. Die Forscher führen dies darauf zurück, dass sportliche Betätigung den Blutfluss im Gehirn verbessert.

Krafttraining macht Laune

Körperliches Training hebt die Stimmung und bietet die Möglichkeit, Spannungen abzubauen und Gefühle von Langeweile, unterschwelliger Unzufriedenheit, Enttäuschung etc. zu mindern. Es stärkt sowohl das Selbstvertrauen, als auch das Immunsystem. Schon seit längerem weiß man, dass bei leichten Depressionen sportliche Aktivitäten ebenso gut helfen wie eine Therapie, in neueren Untersuchungen konnten enge Verbindungen zwischen Muskelaktivität und Wohlbefinden nachgewiesen werden. Neben der Freisetzung körpereigener Wohlfühl-Hormone wie Endorphinen und Dopamin spielen auch andere, noch nicht genau erforschte biochemische Vorgänge eine Rolle beim Entstehen dieser trainingsbedingten Stimmungsverbesserung. Menschen, die regelmäßig ihre Kraft trainieren, stärken damit auch ihr Selbstvertrauen und haben das Gefühl, generell wieder mehr anpacken zu können und den Alltag besser zu meistern.

Krafttraining fördert Denkvermögen und Kreativität

Wissenschaftler nehmen an, dass Endorphine und Adrenalin, die während der Übungen ausgeschüttet werden, die rechte Gehirnseite aktiviert, die für unsere Kreativität zuständig ist. Ein positiver Einfluss des körperlichen Trainings auf die Denk- und Kombinationsfähigkeit gilt als sicher. Regelmäßiges Training hält auch das Gedächtnis fit. Durch körperliches Training und die damit verbundene Aktivierung des gesamten Organismus tauschen sich auch die Botenstoffe im Gehirn besser aus und wirken so einer Demenz entgegen. „Mittlerweile gilt es als erwiesen, dass kognitive Vorgänge in enger Verbindung mit körperlicher Aktivität stehen", sagt der Sportwissenschaftler Professor Heinz Mechling von der Deutschen Sporthochschule Köln. Bei einem trainierten Menschen bleibe der Geist wacher: „Eine bessere Fitness unterstützt bei Senioren das Entscheidungsverhalten zum Beispiel in Alltags- und Verkehrssituationen ebenso wie das Antizipations- und Reaktionsvermögen." Eine Kombination von gezielter Muskelarbeit mit geistigem Training eignet sich optimal, um vorzeitigen Leistungsverlusten des Gehirns beim Älterwerden vorzubeugen.

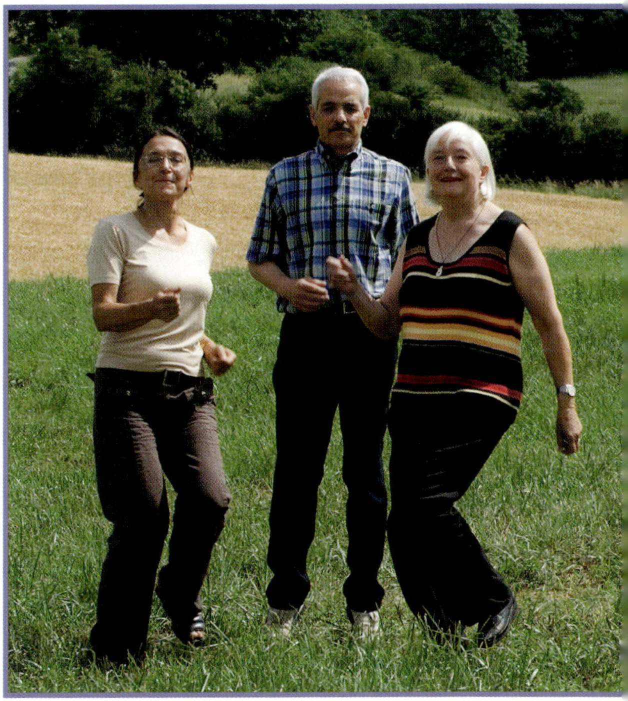

Überzeugungen, Motivation und Ziel

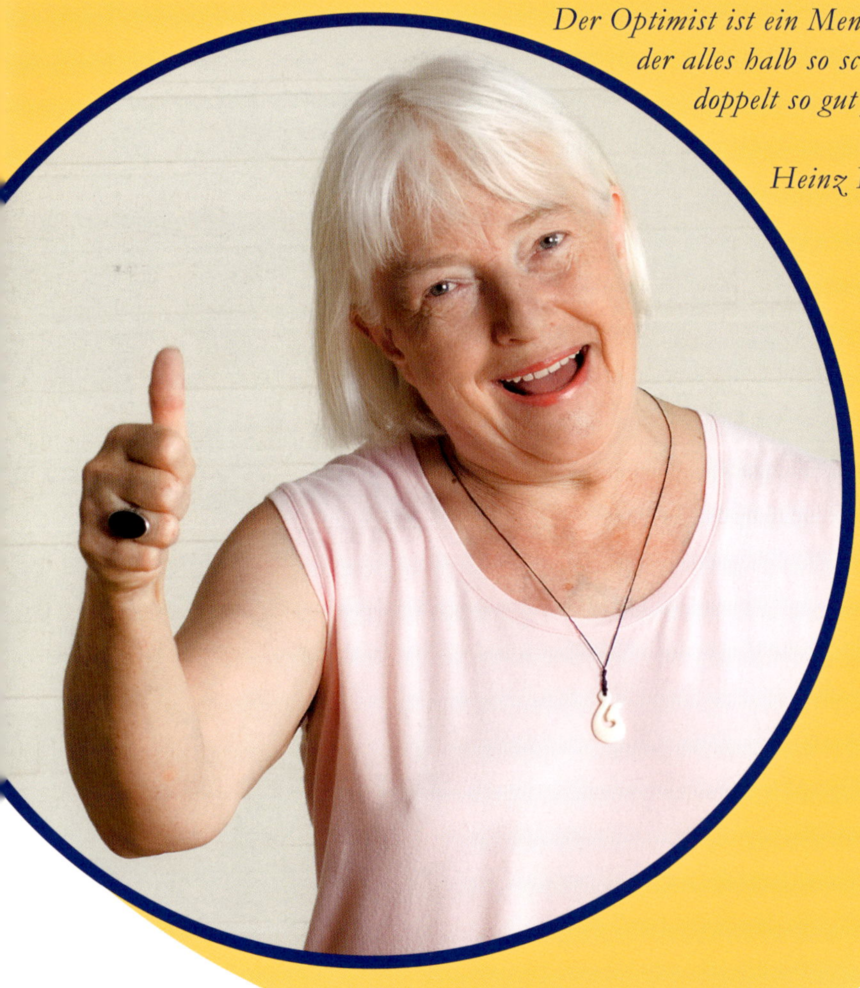

Der Optimist ist ein Mensch,
der alles halb so schlimm und
doppelt so gut findet.

Heinz Rühmann

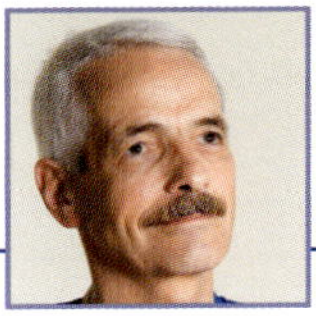
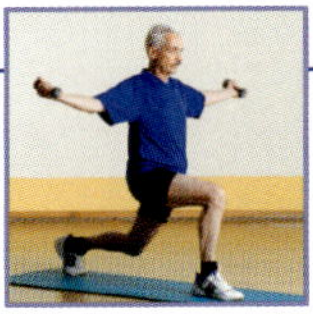
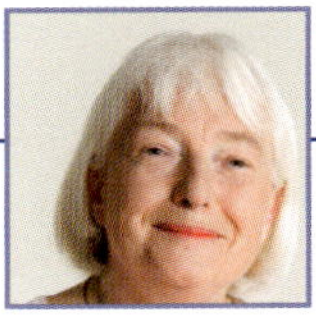

Warum, lieber Leser, liebe Leserin, haben Sie zu diesem Buch gegriffen? Wahrscheinlich nicht, damit alles bleibt wie bisher, sondern weil Sie sich vorstellen, in Ihrem Leben etwas zu verändern und weil Sie dies für notwendig und wünschenswert halten.

Aus dem ersten Kapitel von „Best Age Power" haben Sie mitgenommen:

- wie viele Vorteile Krafttraining für Sie kurz-, mittel- und langfristig hat,
- dass Sie in jedem Alter anfangen können,
- dass Sie in jedem Alter Trainingserfolge haben werden.

Das ist wichtig, um Ihr Vertrauen in die Wirksamkeit Ihres Tuns sowie die Überzeugung zu festigen, dass es Ihnen prinzipiell möglich ist, effektiv etwas zu verändern.

Hier im Kapitel 2 geht es nun darum, Sie dazu zu ermutigen, das Krafttraining zu einem festen Bestandteil Ihres Alltags zu machen. Dauerhafte Änderungen an sich oder Ihren Gewohnheiten können nur Sie selbst initiieren, niemand anders kann das für Sie tun. Die Aufgabe dieses Buches ist es, Sie dabei mit Informationen, Einsicht in Zusammenhänge und konkreten Anleitungen zu unterstützen. Oft hilft es sehr weiter, sich Zusammenhänge zu vergegenwärtigen, um zielgerichteter zu handeln und sich dabei an praktischen Beispielen orientieren zu können.

Die Kraft der Vorstellung

Mit unserer Phantasie schaffen wir innere Realitäten. Wir sind – ständig und unentwegt – die Erzeuger unserer Ideen, Gedanken und Überzeugungen, unseres inneren Universums. Wir bestimmen selbst, ob wir uns in negativen Bildern, Tönen, Empfindungen aalen, oder ob wir positive, uns unterstützende Bilder, Ideen, Gedanken und Gefühle erschaffen. Mag der Glaube vielleicht auch keine Berge versetzen, so spielt er doch für unsere Gesundheit und Tatkraft eine immens wichtige Rolle. Sicher haben Sie schon vom Placebo-Effekt gehört, der erstaunlicherweise allein dadurch wirksam wird, dass Menschen an die Heilkraft eines bestimmten Medikaments glauben – und dann tatsächlich gesund werden oder sich deutlich besser fühlen. Vorstellungen können sogar stärker sein als tatsächliche Erlebnisse und sie beeinflussen ganz erheblich die Gestaltung des Alltags. Ihre Gedanken legen fest, in welche Richtung Sie sich bewegen; ebenso hat Ihr Denken Einfluss auf Ihr körperliches Befinden, auf den Blutdruck, auf die Leistungsfähigkeit der Muskeln und Organe usw. Positive wie negative Gedanken erzielen also Wirkung in Ihnen, sie bewirken die Ausschüttung bestimmter Hormone und haben Einfluss auf Kreislauf und Stoffwechsel. Der Begriff Vorstellungskraft benennt eine psychische Kraft, die ganz konkrete physiologische Auswirkung hat. So

Gesundheit wird (auch) im Kopf gemacht

Wie weitgehend der Einfluss unserer Überzeugungen auf die Lebensqualität sein kann, illustriert der folgende Text aus dem Journal of Gerontology, Ausgabe Juli 2000: „Gesundheit wird auch im Kopf gemacht. Dies konnten jetzt Forscher der Yale University nachweisen: Bekommen Senior/innen über einige Zeit unmerklich positive Begriffen wie „weise" oder „erfahren" mit, haben sie einen niedrigeren Blutdruck und können Stress besser bewältigen als Senior/innen, die negativen Begriffen wie „senil" oder „Alzheimer" ausgesetzt waren. Eine Gesellschaft im Jugendlichkeits-Wahn sendet dauerhaft Signale aus, die Altern und hohes Lebensalter mit negativen Begriffen verbindet."

hat etwa Edmund Jacobsen schon Ende der 20er Jahre gezeigt, dass der intensive Gedanke an eine bestimmte Körperbewegung die dazugehörigen Nervenzellen aktiviert.

Befreien Sie sich von negativen Altersbildern

Es leuchtet so natürlich auch ein, dass negative Bilder vom Älterwerden, die wir vielleicht in uns herumtragen, hemmend auf den Trainingserfolg wirken und freundliche, optimistische Vorstellungen den Erfolg befördern. Jeder von uns hat Bilder vom Älterwerden und Alt-Sein in sich und diese Bilder wirken auf unsere Entscheidungen ein wie Leuchttürme; wir steuern ganz unwillkürlich darauf zu – gerade wenn wir uns keine konkreten Gedanken machen, wohin wir eigentlich unterwegs sind. Wer das Bild seiner reiselustigen 90jährigen Tante oder das seines ebenso betagten wie sportlichen und tatkräftigen Nachbarn vor sich hat, denkt anders über das Alter und traut sich mehr zu, als der, dessen erste Assoziation zum Thema Alter das Pflegeheim ist.

Wie die Leiterin der Untersuchung, die Gesundheitsforscherin Dr. Becca Levy, ausführte, passiere es beispielsweise, dass viele ältere Menschen gar nicht erst versuchten, ihre körperliche Fitness zu steigern, da sie glaubten, ohnehin zu alt dafür zu sein. Da sie sich dann aufgrund dieser Überzeugung wenig bewegen, sinkt natürlich die Leistungsfähigkeit ab. Dies erscheint dann wie eine Bestätigung ihrer negativen Vorannahme.

Das Mutmachende an der Untersuchung: Wir sind den eigenen oder gesellschaftlichen Alters-Vorurteilen nicht einfach ausgeliefert, sondern können ungute Wirkungskreise durchbrechen. Viele von uns verschwenden viel Zeit damit, den eigenen Körper nicht zu mögen und ihm sein Älterwerden übel zu nehmen – manchmal sogar zeitlebens. Diese permanente Unzufriedenheit führt zudem zu nichts und ist völlig sinnlos, denn wir haben eben nur diesen einen Körper. Nur so lange seine Funktionen harmonisch aufeinander abgestimmt sind geht es uns gut, und nur so lange der Körper arbeitet, bleiben wir am Leben. Zufriedenheit mit dem eigenen Körper und persönliches Selbstwertgefühl hängen eng zusammen, wie z.B. auch eine Untersuchung der Universität Leipzig (2003) darlegte. Wir tun uns also keinen Gefallen, über das Älterwerden und seine Begleiterscheinungen zu klagen. Ein freundliches, wohlwollendes Selbstverständnis, das auch positive Botschaften zum umfasst, nämlich Qualitäten wie Lebenserfahrung, Weisheit, Gelassenheit usw., wirkt einschränkenden Vorurteilen entgegen. Optimistische Überzeugungen zum eigenen Älterwerden stärken auch die Erwartungen an sich selbst und an die eigene Gesundheit und man fühlt sich motiviert, diese Erwartungen dann auch zu erfüllen, sprich: man traut sich mehr zu. Ihr Körper ist nicht Ihr Feind, sondern er ist Ihr bester Freund, Ihr Haus und Ihre Heimat. Eine wertschätzende innere Einstellung bestimmt mit, wie effektiv Ihr Krafttraining sein wird und wie wohl Sie sich dabei fühlen werden. Erwartungen und Überzeugungen sind enorm starke Kräfte. Letztlich bestimmen sie sogar mit, wie alt wir werden, wie eine weitere Studie der amerikanischen Forscherin zeigt.

Langes Leben durch positive Haltung zum Altern

Wer sich darüber grämt, älter zu werden, stirbt früher. Eine positive Einstellung zum Älterwerden dagegen vermag das Leben zu verlängern, wie Becca Levy und ihre Kollegen von der Yale University in einer Studie mit 660 Teilnehmern herausfanden. Die 338 Männer und 322 Frauen aus Ohio wurden vor 23 Jahren nach ihrer Einstellung zum Altern befragt. Die jüngsten Teilnehmer waren damals 50 Jahre alt. Nun untersuchte die Gesundheitsforscherin, ob die damals von den Teilnehmern geäußerten Überzeugungen das Leben der Befragten beeinflusst haben könnten. Das Ergebnis: Wer gerne älter wird, lebt demnach im Schnitt 7,5 Jahre länger. Dieser Zusammenhang soll sich unter Berücksichtigung anderer Faktoren wie Alter, Geschlecht und allgemeinem Gesundheitszustand nachweisen lassen. Ob jemand allein lebte oder viele Freunde hatte, spielt ebenso wenig eine Rolle wie Reichtum oder Armut. Dieses Resultat passt gut zu den Ergebnissen der bislang einzigen ähnlichen Untersuchung: Auch bei einer groß angelegten Berliner Altersstudie lebten Teilnehmer mit einer optimistischen Haltung zum Altwerden deutlich länger.

Was bedeutet dies für Ihren Alltag und für Ihr Training? Nun, Ihre innere Haltung gegenüber dem Älterwerden und den Vorstellungen, die ganz individuell für Sie damit verbunden sind, wirken nicht nur auf alles ein, was Sie tun sondern sie „programmieren" sogar wichtige körperliche Abläufe und beeinflussen maßgeblich Ihr Selbstvertrauen und Ihre Motivation.

Die Kunst der Motivation

Die innere Haltung ist eine der Komponenten, die dazu beitragen, dass aus einem guten Vorsatz ein realisiertes Projekt wird. Wenn Sie ein Training regelmäßig und erfolgreich durchführen wollen, brauchen Sie eine starke und stabile Motivation. Vorsätze lassen sich nur dann verwirklichen, wenn drei Faktoren berücksichtigt werden. Ein Vorsatz braucht immer

- das Glauben (Überzeugung, dass es Ihnen möglich ist),
- das Wollen, die Motivation (Überzeugung, dass Sie fest entschlossen sind), und
- das Planen (Überzeugung, einen Weg zu finden, mit dem Sie Ihr Ziel Schritt für Schritt umsetzen können).

Fehlt eine dieser Komponenten, ist es wahrscheinlich, dass Sie Ihr Ziel nicht erreichen. Was nützt das Glauben und Planen wenn Sie nicht wirklich wollen? Was nützen Glauben und Wollen, wenn Sie keine Vorstellung davon haben, wie Sie vorgehen sollen? Und was nützen Wollen und Planen, wenn Sie gar nicht glauben, dass Sie etwas verändern können?
Je wahrscheinlicher es Ihnen erscheint, Ihr Ziel zu erreichen, je wichtiger es Ihnen ist und je klarer Ihnen der Weg dorthin ist, desto stärker werden Sie motiviert sein.

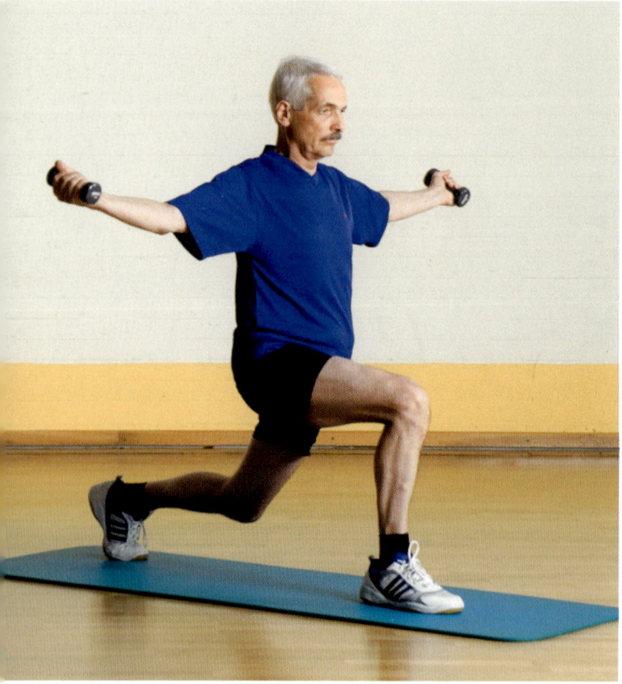

Somit hat Ihr Krafttraining-Leitfaden vier Komponenten:

1. Den Glauben an den Erfolg
2. Den Willen, die Motivation, etwas zu verändern
3. Den Plan, wie Sie dies umsetzen
4. Die Praxis, das konkrete Tun

Glauben Sie an Ihren Erfolg

Nur mit einer zuversichtlichen Einstellung wird es Ihnen gelingen, sich zu aktivieren, Ihre Absichten umzusetzen und Vorhaben auch durchzuhalten. Wenn Sie sich vom „No-Go" oder „Slow Go" (wieder) hin zum „Go-Go“ entwickeln*, dann müssen Sie wie gesagt

- glauben, dass es Ihnen möglich ist (dazu hat Ihnen das erste Kapitel anhand von wissenschaftlichen Studien sehr einleuchtende Beispiele gezeigt),
- es (stark) wollen (dafür liefert Ihnen dieses Kapitel die Argumente)
- und einen Plan entwickeln, wie es zu realisieren ist (das folgt dann in den nächsten Kapiteln).

(*in „go go“, „slow go“, „no go” werden „neudeutsch“ die drei Phasen körperlicher Aktivität unterschieden.)

Von Spinnweben und Drahtseilen

Durch unser Glauben, Wollen und Planen erschaffen wir uns im Grunde unentwegt selbst. Was wir heute sind, ist das Resultat von dem, was wir gestern, was wir in unserer Vergangenheit gedacht und getan haben – oder auch, was wir unterlassen haben. Wir machen am liebsten, was wir bereits kennen und werden im Laufe unseres Lebens immer mehr durch unsere Gewohnheiten geformt. Ein spanisches Sprichwort sagt: „Anfangs sind Gewohnheiten Spinnweben, später Drahtseile.“ Das gilt im Guten wie im Unguten. Gute und schlechte Gewohnheiten bestimmen also unseren Alltag. Gewohnheiten erleichtern uns das Leben, weil wir nicht jedes Mal, bei jedem Handgriff neu überlegen müssen, was zu tun ist – wir tun es einfach, quasi per Autopilot. Aber Gewohnheiten können eben auch Fesseln sein, gerade die Gewohnheiten, die mit Bequemlichkeit zu tun haben. Zudem lassen zu viele alte Gewohnheiten kaum mehr Spielraum für neue Erfahrungen. Gewohnheiten entstehen oft mühelos, aber sie wieder abzubauen, ist mühsam. Neue Gewohnheiten zu züchten, v.a. wenn Sie Ihnen, so wie das Krafttraining, etwas abverlangen, das braucht Zeit und auch eine gewisse List. Weil wir Gewohnheitstiere sind, unternehmen wir oft erst dann etwas, wenn's brenzlig wird – wenn Gewicht und Blutdruck astronomische Höhen erklommen haben, Diabetes, Herzinfarkt oder Schlaganfall drohen. „Weg-von“ (der Bedrohung) heißt dann die Devise. Plötzlich sind wir motiviert, etwas an unserem Lebensstil zu ändern, denn unser Überlebens-Programm im Gehirn hat sich eingeschaltet. Eine „Weg-von“-Motivation kann sehr stark sein, aber leider schwächt sie sich meist schnell ab, wenn die Kuh vom Eis ist, z.B. der Arzt verkündet, dass Ihr Gewicht bzw. Ihr Blutdruck sich wieder im „grünen Bereich“ befinden. Der Eifer erlahmt, schnell ist alles beim alten und das Spiel beginnt von vorne. Alle, die vielfach an guten Vorsätzen gescheitert sind, können ein Lied davon singen. Es braucht also mehr als eine „Weg-von“-Motivation, es braucht zusätzlich eine „Hin-zu“-Motivation: eine Motivation hin zu einem lockenden, erstrebenswerten Ziel. Deswegen ist es wichtig, dass Sie sich immer wieder vergegenwärtigen, wie gut die Übungen Ihrem Körper tun und was alles sich dauerhaft positiv verändern wird, was alles Ihnen leichter fallen wird, wenn Sie trainiert sind und mehr persönliche Power haben als jetzt. Positive Gedanken und Gefühle, positive Zielvorstellungen sind ungemein wichtig, wenn Sie ins Training einsteigen. Machen Sie sich die langfristigen Veränderungen besonders anschaulich. Stellen Sie sich also vor, wie schlank Sie bald aussehen, oder wie fit Sie sein werden, wenn Sie regelmäßig trainieren. Je anschaulicher dies geschieht, desto mehr verblassen auch kurzfristige Verlockungen „heute mal nicht“ aktiv zu sein.

Was können Sie tun, um Ihre Motivation zu stärken?

Alle Menschen sind verschieden und jeder ist für sich einzigartig. Deswegen kann es nicht d a s Motivations- und Durchhaltekonzept geben; stattdessen stelle ich Ihnen eine Reihe von Hilfen, Impulsen und Methoden vor, die Ihnen dabei helfen können, ins Krafttraining einzusteigen und regelmäßig zu trainieren. Ihre Aufgabe ist es, zu prüfen, welche der dargestellten Ideen und Methoden für Sie passend und geeignet sind. Auch bedeutet „Erfolg" für jeden etwas anderes, doch es gibt einen gemeinsamen Nenner: Erfolg ist immer verknüpft mit dem Erreichen eines sich selbst gesetzten Zieles.

Denken Sie daran: In der Regel wollen Sie einen unangenehmen Zustand beenden oder abmildern („weg von..."), aber um wirklich dauerhaft in die Gänge zu kommen brauchen Sie auch ein positives Ziel vor Augen („hin zu..."). Setzen Sie sich realistische Ziele. Was nützt Ihnen das beste Trainingsprogramm der Welt, wenn Ihr Körper dazu nicht in der Lage ist? Setzen Sie sich also Ziele, die Sie nach eigener Einschätzung gut erreichen können und gehen Sie ehrlich mit sich selbst um. Was könnte ein Trainingsziel sein? Wenn Sie sich Ihren Eingangstest noch einmal betrachten, gibt er Ihnen konkrete Anregungen zur Verbesserung Ihrer persönlichen Power, z.B. Ihre Muskulatur so zu stärken, dass Sie bei den entsprechenden Test-Übungen ein a) oder b) erreichen, wo Sie bisher nur c) oder d) vorweisen konnten.

Warum und wofür

Entdecken Sie den Sinn Ihres Ziels als Motivationsquelle und verdeutlichen Sie sich immer wieder, was regelmäßiges Krafttraining Ihnen ganz konkret bringt. Listen Sie am besten alle Vorteile, die Sie für sich selbst entdecken, auf. Lesen Sie diese Liste regelmäßig wieder durch und aktivieren Sie dabei auch jedes Mal die positiven Zielbilder. Wenn Sie nun tatsächlich statt 5 Kniebeugen 15 schaffen, wozu ist das gut? Es sind ja nicht die Kniebeugen an sich, sondern es ist die gewachsene Bein-Kraft, um die es geht, die Ihre Trittsicherheit stärkt, die bewirkt, dass Sie sich leichter und müheloser bewegen, dass Sie beim Radeln kräftiger in die Pedale treten können usw.

Mir ist es wichtig Krafttraining zu machen weil ...

1. ....

2. ....

3. ....

Visualisierung

Sie können Ihre Gedanken und Vorstellungskraft ganz gezielt einsetzen, um sich auf die Veränderung einzustimmen, die Sie anstreben, und um Ihren Körper positiv zu beeinflussen. Sie können ein Bild von sich selbst in Ihrer Vorstellung erschaffen, wie Sie fit und aktiv eine Strandwanderung machen oder sich einen besonders energiereichen, angenehmen Körperzustand (wie z. B. das Gefühl nach einer erfrischenden Dusche) als Ihren persönlichen „Motivationswecker" auswählen und dann bei Bedarf einsetzen.

Und so geht's:

- Setzen oder legen Sie sich bequem hin, entspannen Sie sich, schließen Sie die Augen, und konzentrieren Sie sich ganz auf sich selbst.
- Denken Sie nach, stöbern Sie in Ihrer Erinnerung und lassen Sie verschiedene Erlebnisse, Bilder, Menschen, Körperzustände usw. vor Ihren Augen kommen und gehen, die sich zum mentalen Stärken Ihrer persönlichen Power eignen könnten.
- Wählen Sie bewusst das Erlebnis, das Bild oder den körperlichen Zustand aus, wo Sie die intensivsten positiven Gefühle spüren.
- Nehmen Sie sich vor, dass Sie die von Ihnen ausgewählte Vorstellung ab jetzt aktiv nutzen werden, um sich selbst zu unterstützen.

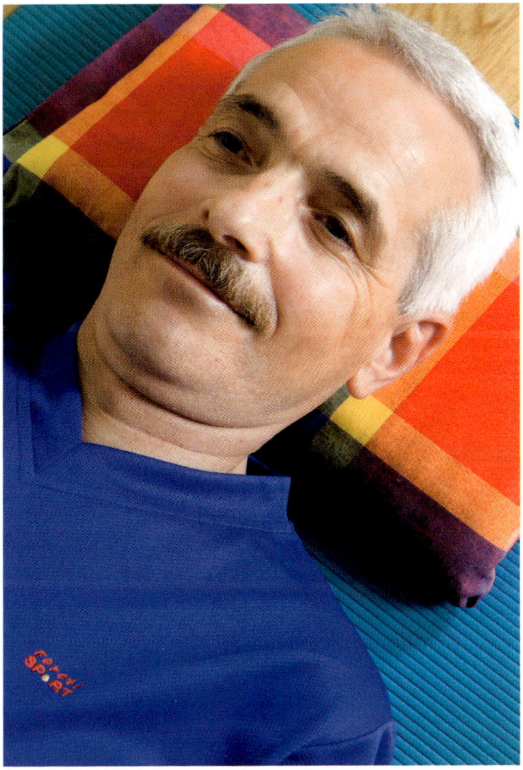

Am besten wählen Sie auch gleich ein paar konkrete Situationen aus, in denen Sie leicht müde und lustlos werden – und trainieren dann regelmäßig, das positive Vorstellungsbild aufzurufen. Innere Bilder sind sehr wirksame Hilfsmittel, um Kraft zu tanken und sich selbst zu stärken – und zwar in kurzer Zeit und ohne dass Ihre Umgebung etwas davon bemerkt.

Vorstellung und Realität

Vorstellungsübungen wurden vielfach und erfolgreich im Sport erprobt, ebenso in der Wirtschaft, der Berufsausbildung und in der Medizin. Man spricht hier meist von mentalem Training, bei dem man sich einen erwünschten, idealen Zustand in der Phantasie vorstellt. Kurz bevor Sie die einzelnen Übungen Ihres Krafttrainings durchführen, stellen Sie sich vor

- wie Sie die einzelnen Phasen des Bewegungsablaufs meistern,
- wie die Übung Ihre Muskeln stärkt,
- wie positiv Ihr ganzer Körper vom Training beeinflusst wird.

Dies hat nachweislich einen positiven Effekt auf die Leistung in der Realität. Die Kraft der Vorstellung schafft, was eigentlich schier unglaublich scheint: Ergebnisse sogar ohne körperliches Zutun, wie nachfolgendes Experiment verdeutlicht.

Gedankenkraft lässt Muskeln wachsen

Frankfurt/Main (AP). Auch ohne Hanteln und allein mit Gedankenkraft können Muskeln aufgebaut werden. Das zumindest ergab nach einem Bericht der Apothekenzeitschrift „Gesundheit" eine Studie von US-Sportphysiologen aus Cleveland. Die Wissenschaftler ließen ihre Testpersonen fünf Mal wöchentlich ausschließlich im Geiste den Bizeps trainieren. Die Studienteilnehmer durften den Muskel nicht tatsächlich anspannen. Bereits nach wenigen Wochen hatte die Muskelmasse im Schnitt um 13,5% zugenommen. Der Effekt hielt noch drei Monate nach Ende des Trainings an. Die Forscher erklären den Effekt damit, dass Muskeln ihre Befehle über motorische Nerven vom Gehirn erhalten. Schickt es stärkere Signale, nimmt die Muskelkraft auch ohne Training zu.

Was natürlich nicht heißt, dass Sie nun ausschließlich in der Phantasie trainieren sollen, sondern dass Sie Ihre Vorstellungskraft hervorragend dafür einsetzen können, Ihr Training zu unterstützen! Viele Erfahrungen aus der Praxis zeigen, dass das Muskelwachstum durch die Kombination von mentalem Training und Krafttraining optimal sein kann – egal ob man nun zu Wettbewerbszwecken oder zur Stärkung der Gesundheit trainiert.

Motto

Um gut motiviert zu sein, ist auch ein Motto wichtig, und zwar eines, das nicht auf Verzicht ausgelegt ist. Also nicht „Ich darf mich nicht abhalten lassen", sondern einen Satz wie z.B. „Ich will wieder fit sein und mich stark und voller Energie fühlen". Und sich diese Fitness und neu gewonnene Energie möglichst plastisch vorstellen, so wie einen inneren Film.

Vorbilder und Mitstreiter/innen

„Zeige mir deine Freunde und ich sage dir, wer du bist" – Menschen beeinflussen einander unentwegt. Wenn Sie neu oder nach langer Fitness-Abstinenz ins Krafttraining einsteigen, dann suchen Sie den Kontakt zu Menschen, die ebenfalls trainieren und dies gut und wichtig für sich finden. Es ist ungleich schwieriger, zum Züchten einer neuen Gewohnheit sich auch noch dem Widerstand von vielleicht hänselnden Kollegen

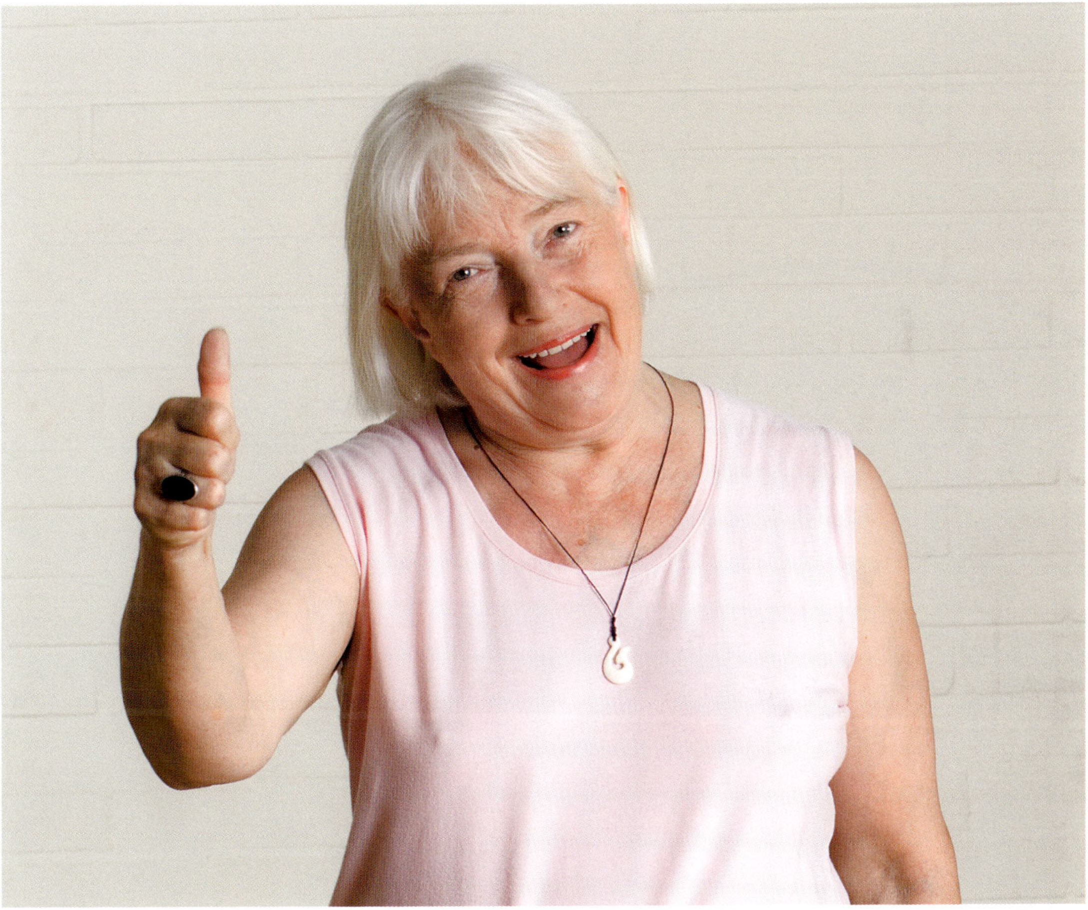

oder Freunden auszusetzen. Auch wenn Kritik oder abwertende Bemerkungen nicht die Macht haben, Sie zu demotivieren: warum wollen Sie es sich unnötig schwer machen? Orientieren Sie sich an guten Vorbildern, umgeben Sie sich mit Menschen, die Ihnen Mut machen und Ihren Entschluss bestärken und machen Sie sich dabei immer wieder klar, welche Vorteile es für Sie hat, vom „no-go“ zum „go-go“ zu werden.

Praktisches Training

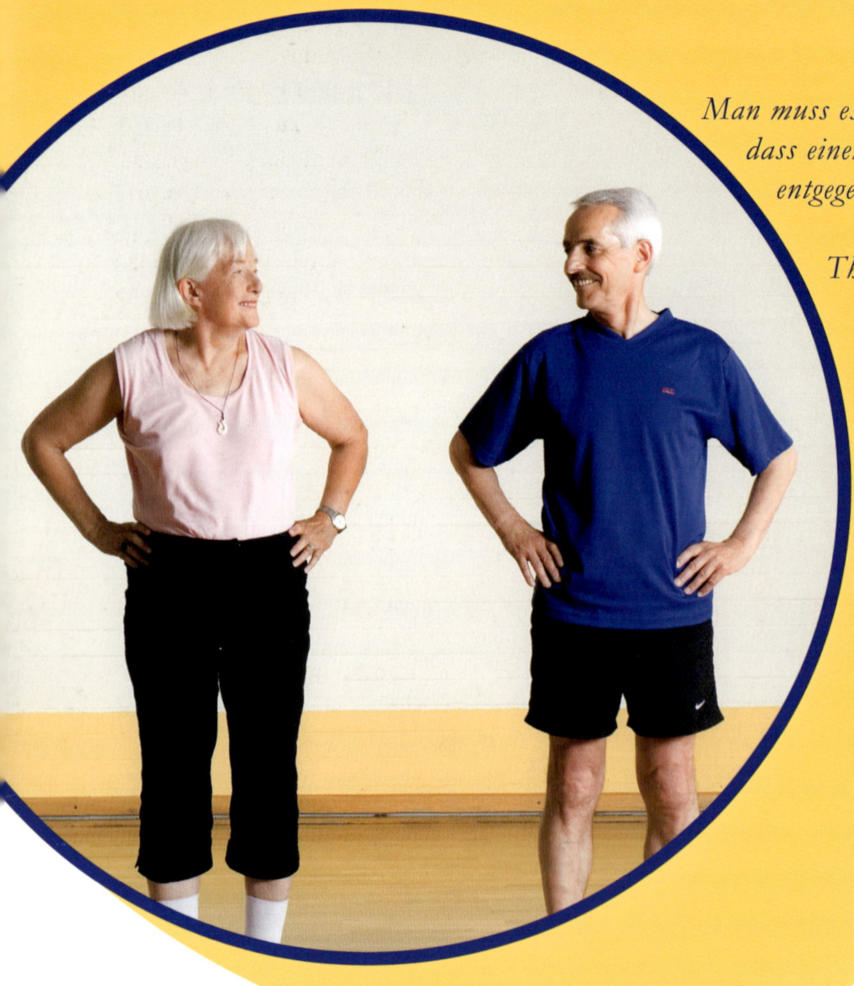

Man muss es so einrichten,
dass einem das Ziel
entgegenkommt.

Theodor Fontane

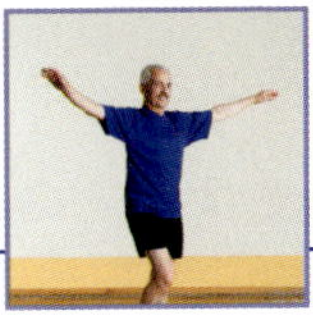

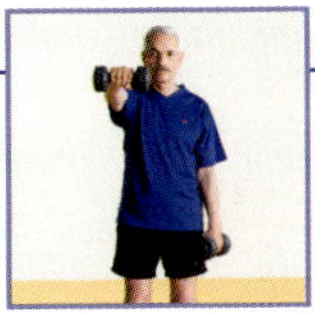

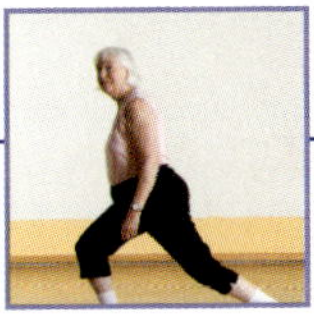

Ganz grundsätzlich lässt sich sagen: Der erfolgreiche Weg fort von der energiearmen Dauerschonhaltung hin zum Entwickeln persönlicher Power führt immer über den Muskelaufbau – es sei denn, schwerwiegende gesundheitliche Probleme stünden dem entgegen. Eine Vielzahl neuer Studien hat bewiesen, dass viel mehr möglich ist als bisher angenommen, dass durch Krafttraining beachtliche Effekte und damit ein deutlicher Zuwachs an Lebensqualität möglich sind.

Sie haben ein positives Vorstellungsbild entworfen und haben sich – mit Augenmaß – ein Trainingsziel gesetzt und möchten nun, wie viele inaktiv gewordene Menschen, ins praktische Tun kommen, wissen aber (noch) nicht wie. Es fehlte Ihnen bislang dafür an einer nachvollziehbaren und praktikablen Anleitung. Sie müssen, wie gesagt, gar nicht viel Aufwand treiben, denn schon ein sanftes Training beugt wirkungsvoll vor. Es ist erstaunlich, wie gering der hierzu notwendige Aufwand ist. Ein Krafttraining für Ältere unterscheidet sich übrigens nicht sonderlich von einem Krafttraining für Jüngere – außer, dass Sie jenseits der Lebensmitte beim Einsteigen langsamer vorgehen sollten und die Anstrengung langsamer steigern sollten als wenn Sie zwanzig oder dreißig sind. Die Trainingseffekte im Kraft- wie auch Dauerleistungsbereich sind jedoch, wie wir anhand der Studien gesehen haben, bei Senioren ähnlich wie bei jungen Menschen. Die Muskeln wachsen (quantitativ) und werden stärker (qualitativ). Doch was passiert nun eigentlich beim Training? Wie soll trainiert werden? Welche Übungen sind für welche Muskelpartien gut? Was sollten Sie beim Üben beachten?

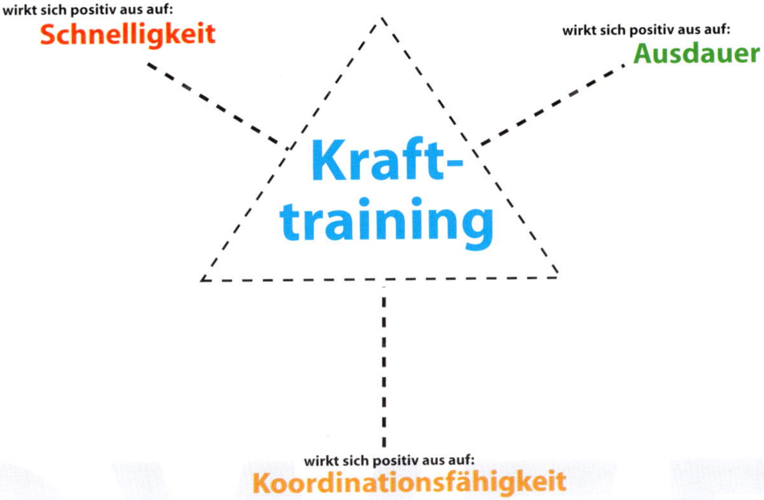
wirkt sich positiv aus auf:
Schnelligkeit
wirkt sich positiv aus auf:
Ausdauer
Kraft-
training
wirkt sich positiv aus auf:
Koordinationsfähigkeit

KLEINE KÖRPERKUNDE

EIGENTLICH TRAINIEREN SIE JA SCHON ...

Trainieren im weitesten Sinne ist eigentlich ein ganz natürlicher Bestandteil unseres täglichen Lebens. Immer dann, wenn wir unsere Muskulatur einsetzen, z. B. um unseren Körper zu bewegen, trainieren wir gleichzeitig unsere Muskeln. Training bezeichnet also die Anpassung des Körpers an eine körperliche Anstrengung: bei einem Spiel, unterwegs oder auch bei der Hausarbeit. Gelegenheiten etwas für die Fitness zu tun gibt es genug – Treppen steigen statt den Lift zu nehmen, zum Einkaufen mit dem Rad statt dem Auto zu fahren, viele Wege zu Fuß zurückzulegen usw. Beim Fernsehen kann man gut eine Werbepause dafür nutzen, z. B. sich durch leichtes Laufen auf der Stelle etwas aufzulockern und dann vielleicht ein paar Einbein-Kniebeugen zu machen.

Gezieltes Krafttraining fordert Sie natürlich weitaus mehr. Wenn Sie Ihren Körper durch die erhöhten Kraftbelastungen dauerhaft beanspruchen, so passt er sich der neuen Situation an, d. h. über Veränderungen im Zentralnervensystem, im Herz-Kreislaufsystem, im Stoffwechselgeschehen und im Bewegungsapparat (Muskeln, Sehnen und Knochen). Er optimiert dann seine Fähigkeit, Kraft zu entfalten. Folge: Ihr allgemeines Energieniveau steigt. Sie fühlen sich fitter, ermüden weniger schnell und sich zu bewegen fällt Ihnen generell leichter.

WAS PASSIERT BEIM TRAINING?

Muskeln sind nicht wie Motoren, die sich abnutzen wenn sie belastet werden, ganz im Gegenteil: Muskelfasern wachsen nur durch Belastung. Belastungsreize wiederum werden durch Spannung hervorgerufen. Spannung wiederum entsteht, indem wir Widerstände überwinden, ihnen entgegenwirken oder sie halten – zum Beispiel mit Gewichten. Muskeln können bei der Arbeit drei grundsätzliche Belastungszustände haben:

1. Konzentrische Bewegung: Dabei verkürzt sich der Muskel. Wenn Sie z.B. eine Hantel heben, dann verkürzt sich der Bizeps, um den Unterharm anzuheben.
2. Exzentrische Bewegung: Dabei streckt sich der Muskel. Wenn Sie die Hantel nach dem Heben langsam wieder senken, dann führt der Bizeps eine exzentrische Bewegung aus.
3. Isometrische oder statische Belastung: Dabei übt der Muskel zwar Kraft aus, seine Länge bleibt aber gleich. Wenn Sie z. B. eine Hantel hochhalten, dann trägt der Bizeps das Gewicht, ohne es zu bewegen.

Beim Krafttraining wird Gewicht angehoben oder gegen Widerstände gedrückt. Exzentrische Bewegung regt die Muskelentwicklung am meisten an. Deshalb sollten Sie Gewichte stets langsam senken. Beim Training passt sich die Muskulatur an, in dem sie wächst und an Kraft gewinnt. Dadurch wird sie leistungsfähiger. Kraft kann mit dem eigenen Körpergewicht, mit Hanteln, Sandsäcken, elastischen Bändern, durch Drücken gegen unbewegliche Gegenstände oder auch an Maschinen trainiert werden. Entscheidend für den Kraft- und Muskelzuwachs ist, dass Sie dabei Ihre individuelle Reizschwelle überschreiten, damit die Muskeln sich an die Belastung anpassen können. Wenn Sie unterhalb dieser Reizschwelle trainieren, sich also ungenügend fordern, erfolgt kein Kraft- und Muskelzuwachs. Um die Muskeln zu straffen und ihr Volumen zu stabilisieren, müssen die Fasern mindestens ihren aufgebauten Durchschnitt halten, d.h. Sie haben sich für ein bestimmtes Trainingsprogramm entschieden und führen es kontinuierlich in gleicher Weise in einem bestimmten Zeitrhythmus, z.B. zweimal pro Woche, durch. Wenn Sie Ihren Kraft- und Muskelzuwachs weiter steigern wollen, haben Sie folgende Möglichkeiten:

1. Sie trainieren häufiger, z.B. statt zweimal dann dreimal pro Woche
2. Sie trainieren länger am Stück, d.h. Sie wiederholen die einzelnen Übungen öfter oder wählen einen Durchgang einer Übungsreihe mehr als vorher
3. Sie wählen eine anstrengendere Variante einer Übung bzw. wählen ein höheres Gewicht für Ihre Trainingshanteln

Durch das kontinuierliche Steigern von Häufigkeit, Dauer und Intensität Ihres Trainings werden die Trainingseffekte also immer deutlicher. Die aufgewendete Kraft im Verhältnis zur maximal möglichen Kraft bestimmt dabei jeweils die Intensität Ihres Übens. Voraussetzung für den Trainingserfolg ist natürlich stets, dass Sie das Krafttraining regelmäßig durchführen. Kontinuität geht vor Intensität. Bleiben Sie beim Training stets in Ihrem Wohlfühl-Bereich. Fordern Sie sich, aber überfordern Sie sich nicht; trainieren Sie sanft aber nachhaltig.

Optimal statt maximal: Sanftes Training

Nun eine gute Nachricht: Sanftes Training ist genau so effektiv wie hartes Training – und dabei natürlich viel schonender. Sie brauchen sich also nicht verleiten lassen zu denken: Viel hilft viel. Richtig ist vielmehr: Sanft aber gezielt hilft viel. Der Bayreuther Sportwissenschaftler Wend-Uwe Boeckh-Behrens hat festgestellt, dass bei Anfängern und all denjenigen, die Krafttraining für die körperliche Fitness, als Gesundheits- und nicht als Spitzensport betreiben, es nur unwesentliche Unterschiede im Ergebnis gibt im Vergleich von „hartem" Training (d.h. eine Übung wird durchgeführt, bis der Muskel erschöpft ist) mit „sanftem" Training (d.h. eine Übung wird weit vor der Erschöpfung abgebrochen). Die Vorteile eines sanften Trainings sind offensichtlich:

- Es ist schonender für Gelenke, Sehnen und Kreislauf,
- es hat seltener Muskelkater zur Folge,
- es minimiert das Verletzungsrisiko bei falschen Bewegungen und
- es verhindert ungesunde Pressatmung.

Wenn Sie etwas für Fitness und Gesundheit tun wollen, ist es optimal, sanft zu trainieren. Dies funktioniert am besten, wenn die Muskeln mit kleinen Gewichten, dafür aber mit vielen Wiederholungen trainiert werden. Also: lieber wenig Gewicht stemmen, das aber öfters. Gezieltes Muskeltraining verbessert die Durchblutung, die Muskeln werden straff, das Bindegewebe wird fester.

Aufbau und Ausdauer

Beim Krafttraining gibt es zwei wichtige Trainingsparameter: den Muskelaufbau zum Einen und die Kraftausdauer zum Anderen – wobei natürlich beides zusammengehört. Trainiert man auf die beschriebene sanfte Art, baut der Muskel etwas weniger auf als beim harten Training, dafür aber wächst die Kraftausdauer stärker.

Vor dem Einstieg:

1. Der Gesundheits-Check

Lassen Sie vor der Aufnahme des Trainings mögliche Gesundheitsrisiken durch einen ärztlichen Gesundheits-Check ausschließen, besonders dann, wenn Sie wegen eines chronischen Leidens in Behandlung sind – besonders auch bei Übergewicht, Herzkrankheiten, Atemnot, Kopfdruck, Gelenkbeschwerden und chronischen Schmerzen. Zeigen Sie Ihrem Arzt die Trainingsanleitungen, damit er sich ein Bild von der Art des Trainings machen kann. Bewegungseinschränkungen, die bei älteren Menschen häufig vorkommen (Versteifungen, abgenutzte Gelenke, Osteophyten, Gelenkerguss) und auch Arthrose sind an sich kein Hindernis. Führen Sie dann die Übungen behutsam so weit aus, wie es Ihnen möglich ist. Doch auch hier gilt: Halten Sie zuvor Rücksprache mit Ihrem Arzt.

2. Trainingsplatz und Kleidung

Das Power-Programm braucht wenig Platz – nur so viel, dass Sie eine Trainingsunterlage und einen Stuhl hinstellen können. Minimum: Sie sollten sich jeweils drei Schritt rund um Ihre Trainingsmatte frei bewegen können. Achten Sie darauf, dass der Stuhl rutschsicher steht und dass potenzielle Gefahrenquellen wie Herumstehendes, lose Kabel usw. vor dem Trainingsbeginn beseitigt sind. Sie brauchen keine spezielle Kleidung; die Kleidungsstücke sollten nur locker und luftdurchlässig sein. Sportsachen eignen sich ebenso wie Freizeitkleidung. Ergänzt wird Ihr Outfit durch Turnschuhe oder andere feste, stützende Schuhe mit flexibler Sohle, mit denen Sie gut abrollen können.

3. Das Thema Essen: guten Abstand halten

Essen Sie nur wenig und leicht und nicht unmittelbar vor dem Training, um den Körper nicht zu belasten. Sie sollten beim Training weder hungrig sein noch gerade erst gegessen haben. Bei Hunger kann Ihnen beim Üben möglicherweise schwindlig werden. Wenn Sie hingegen gerade erst gegessen haben, ist Ihr Körper mit Verdauen beschäftigt und die Übungen fallen Ihnen schwerer. Ein oder zwei Stunden nach dem Essen ist der Zeitpunkt fürs Training optimal.

4. Das Üben nach den Anleitungen

Lesen Sie die Anleitungen sorgfältig. Beachten Sie die Bilder, um die Übungen korrekt ausführen zu können. Üben Sie – zumindest anfangs – vor einem Spiegel, der Ihren ganzen Körper zeigt, damit Sie ggf. Ihre Haltung korrigieren können. Andere Möglichkeit: Bitten Sie eine Freundin oder einen Freund, Ihre Haltung während des Übens zu überprüfen.

7. Hilfsmittel

Sie benötigen für Ihr Training nur wenige Hilfsmittel:

- Lockere Sport- oder Freizeitkleidung, Turnschuhe
- Eine Matte oder Decke zum Hinlegen bzw. zum Üben am Boden
- Ein Handtuch, falls Sie ins Schwitzen geraten
- Ein kleines Kissen
- Einen sicher stehenden Stuhl mit Rückenlehne und einer stabilen Sitzfläche
- 1 Paar Federgriffhanteln

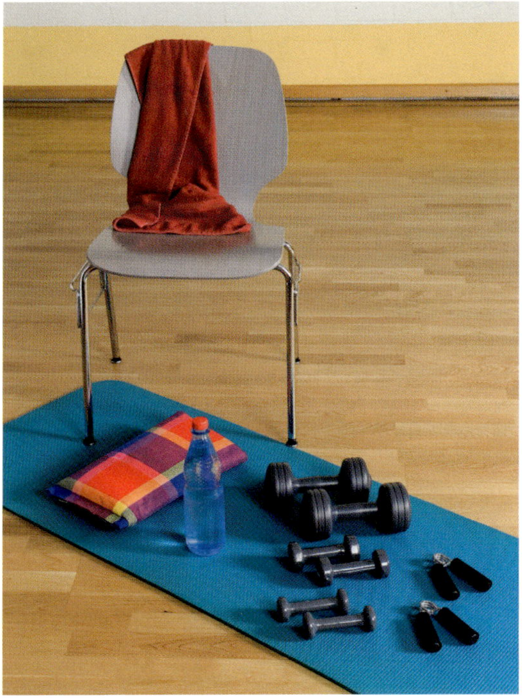

- Kurzhanteln in verschiedenen Gewichtsklassen zwischen 0,5 und 3 kg (im Bild: 0,5 kg, 1 kg, 2,5 kg).
- Eine Flasche Wasser oder Saftschorle um Flüssigkeitsverlust auszugleichen

8. Speziell zum Thema Hanteln

Zum Aufbau von Kraft und Muskelmasse ist das Heben von Gewichten besser als das bloße Anspannen der Muskulatur gegen einen unbeweglichen Widerstand. Sie sollten aber nie – wirklich nie! – die Gewichte mit Schwung heben oder in die Höhe hebeln und auch nie schnell absetzen. Durch langsame und gleichmäßige Hub- und Senkbewegungen werden mehr Muskelfasern aktiviert und davon hat der ganze Muskel mehr als von schnellen Bewegungen. Richtschnur: Wählen Sie die Gewichte der Hanteln so, dass die Muskulatur nach zehn Wiederholungen einer Übung deutlich müde ist. Trainieren Sie mit Hanteln dieses Formats, bis Sie sie ohne Mühe handhaben können und nehmen Sie erst dann das höhere Gewicht. Zu schwere Gewichte bergen das erhöhte Risiko einer Verletzung. Greifen Sie bei Schwierigkeiten mit dem Hantelgewicht stattdessen auf Hanteln geringeren Gewichts zurück. Hanteln gibt es schon ab 0,5 kg Gewicht. Starten Sie mit dieser Größe oder mit 1-kg-Hanteln. Halten Sie bei den Übungen den Oberkörper immer ruhig und die Bauchmuskeln leicht angespannt.

5. Der Atem

Achten Sie beim Trainieren stets auf kontinuierlich fließende Atmung und vermeiden Sie Pressatmung, denn dies kann den Blutdruck erhöhen! Vor jeder Bewegung sollten Sie einatmen und bei Beginn der Bewegung anfangen auszuatmen. Atmen Sie dann vor der nächsten Wiederholung einer Übung einmal ein und aus.

6. Das Übungstempo

Gehen Sie's langsam an und steigern Sie Schritt um Schritt. Das ist besonders wichtig, wenn Sie Neu- oder Wiedereinsteiger sind. Ebenfalls wichtig sind entsprechende Ruhepausen zwischen den einzelnen Trainingseinheiten und die passende Auswahl der Gewichte. Beispiele für Ihren Trainingsplan finden Sie in Kapitel 4.

9. Genug trinken

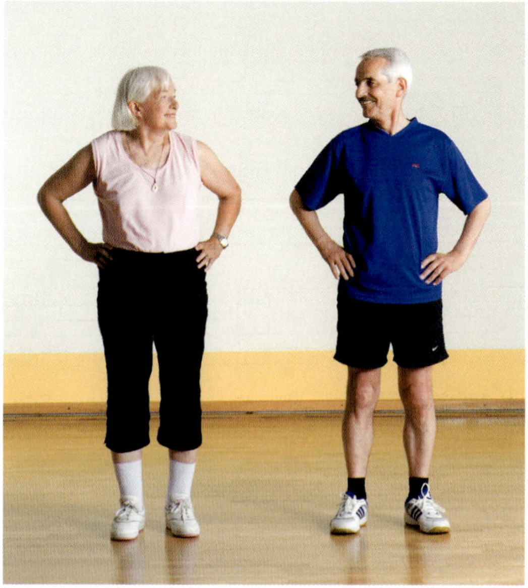

Haben Sie stets eine Flasche Wasser oder Saftschorle griffbereit. Zwar ist das Krafttraining nicht so schweißtreibend wie z. B. Aerobic, doch ist es gut für Ihr Kreislaufsystem, Flüssigkeitsverlust sofort auszugleichen. Gerade wenn Sie älter sind, sollten Sie – im Rahmen des Trainings, aber auch ganz generell im Alltag – darauf achten, genügend zu trinken.

10. Warm Up & Cool Down

Schützen Sie sich vor Verletzungen und Muskelkater, indem Sie sich langsam einlaufen, den Körper von Kopf bis Fuß bewegen und ihn dabei aufwärmen. Sorgfältiges Aufwärmen vor und ebenso sorgfältiges Dehnen nach dem Training sowie eine entsprechende Entspannungsphase hinterher sind unerlässlich, denn:

- Gedehnte Muskeln sind besser durchblutet
- Die Muskeln werden geschmeidig und regenerieren sich schneller
- Stretching hält die Bänder elastisch
- Durch Dehnen werden und bleiben auch die Gelenke beweglich
- Dehnen beugt Muskelverspannungen vor

Auf das Aufwärmen vor und das Dehnen nach dem Training sollten Sie niemals verzichten!

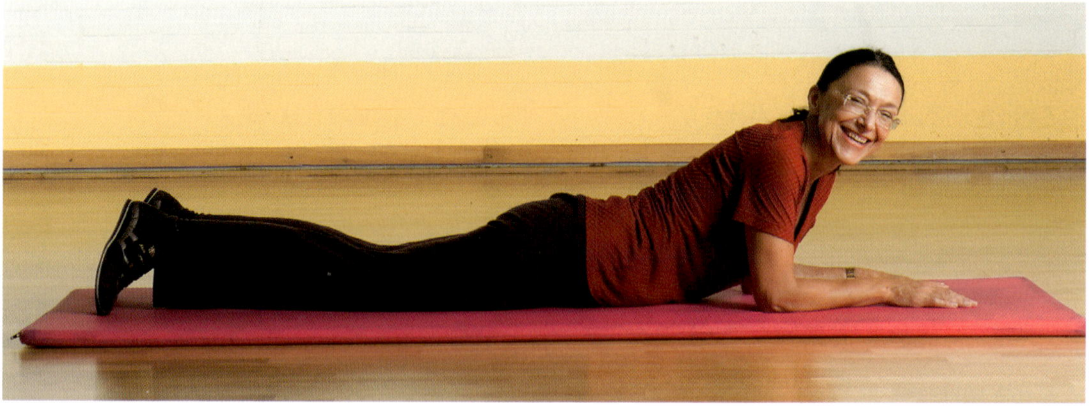

Durch unser Trainingsprogramm begleiten Sie Horst und Isolde. Horst ist bereits mehrere Jahre im Bereich Krafttraining aktiv. Isolde ist Neu-Einsteigerin und hatte bislang keine Trainingserfahrung. – Ab und zu bin ich auch selbst abgebildet.

Warm-Up:

Ausgangsstellung:

Stellen Sie sich aufrecht hin, die Beine etwa schulterbreit auseinandergestellt; locker sind auch die Knie; die Füße zeigen leicht nach außen. Das Kinn ist leicht zurückgezogen, der Hals in einer Linie mit der Wirbelsäule und der Rücken gerade. Ziehen Sie die Schultern ein wenig nach hinten und lassen Sie die Arme locker hängen. Nehmen Sie diese Haltung ein, so gut es Ihnen ohne besondere Anstrengung möglich ist. Sie sollten entspannt, aber gestreckt sein.

Stellen Sie sich vor, wie Sie leichtfüßig in Fahrt kommen, wie Ihre Muskeln immer geschmeidiger werden und Ihr Körper sich immer mehr auf Aktivität einstellt und Sie sich wohler und wohler fühlen.

Kleiner Aufwärm-Fahrplan:

1. Laufen auf der Stelle
Laufbewegungen kurbeln Ihren Kreislauf an, lockern Verspannungen auf und fördern die Durchblutung der Muskeln. Halten Sie Ihre Schultern so aufrecht wie es Ihnen möglich ist, atmen Sie ganz natürlich und gleichmäßig ein und aus und nun ...

2. ... laufen Sie etwa 1 Minute lang locker auf der Stelle.

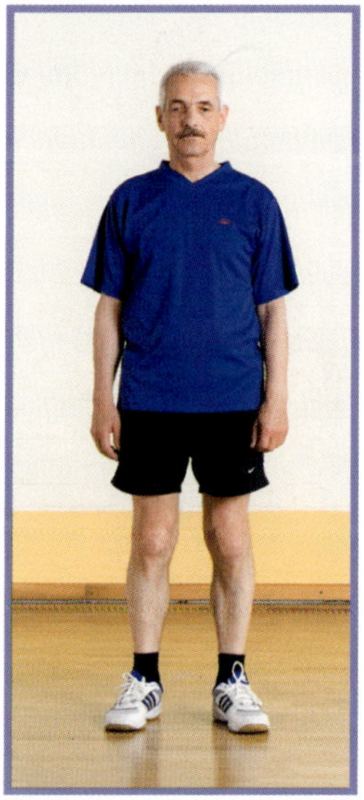

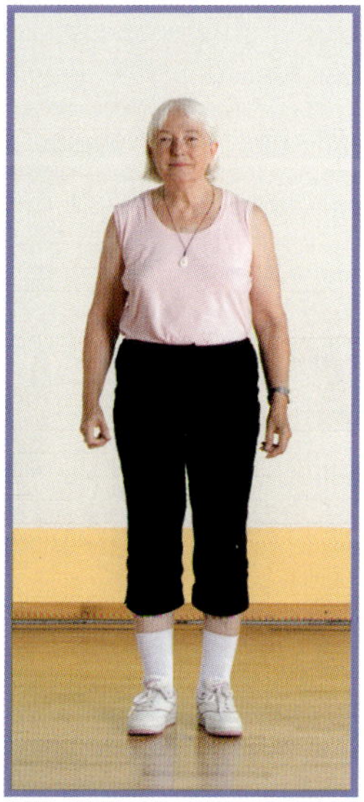

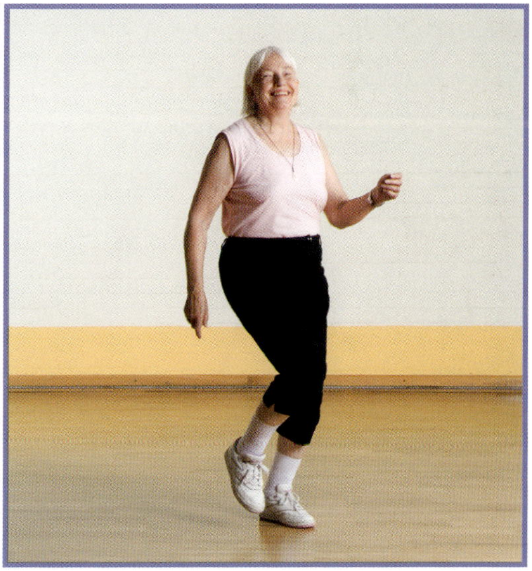

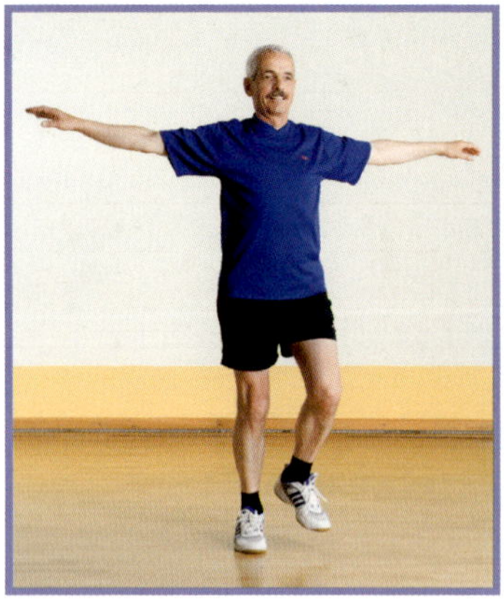
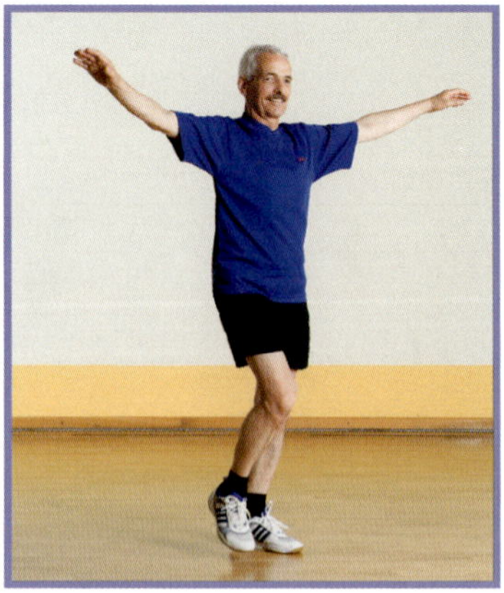
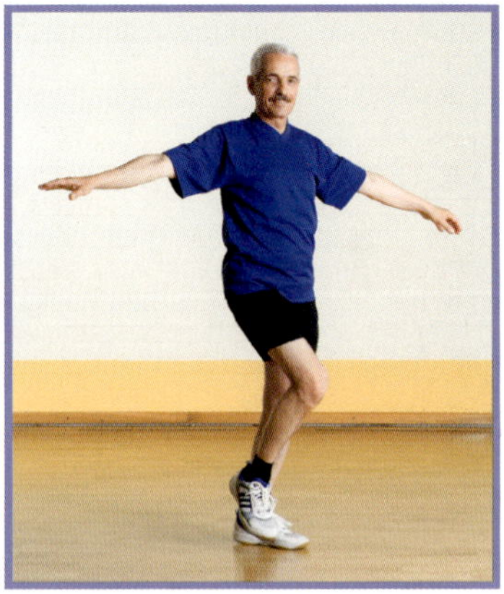

3. Beginnen Sie dann, beim Laufen die Arme kreisen zu lassen … kleine Kreise … große Kreise … Kreise von hinten nach vorn … Kreise von vorn nach hinten … kombinieren Sie nach Lust und Laune, etwa eine halbe Minute lang, dann gehen Sie über zum

4. Laufen mit Schulterkreisen, ebenso wie beim Armkreisen zunächst von vorne nach hinten, dann von hinten nach vorne, wieder etwa eine halbe Minute.

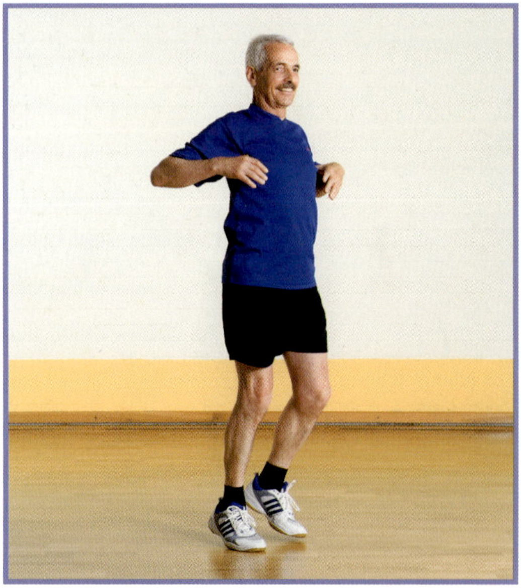
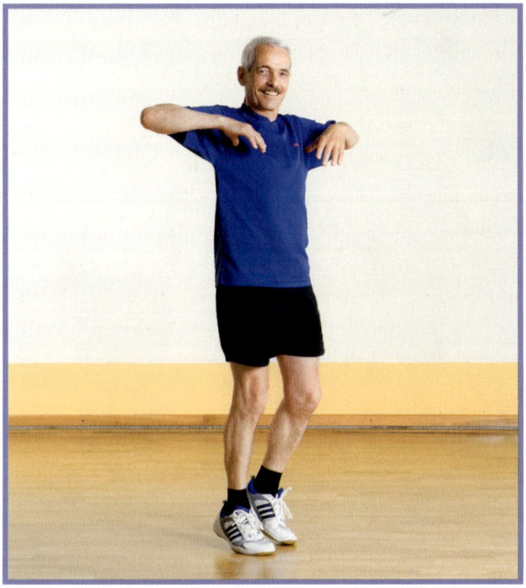

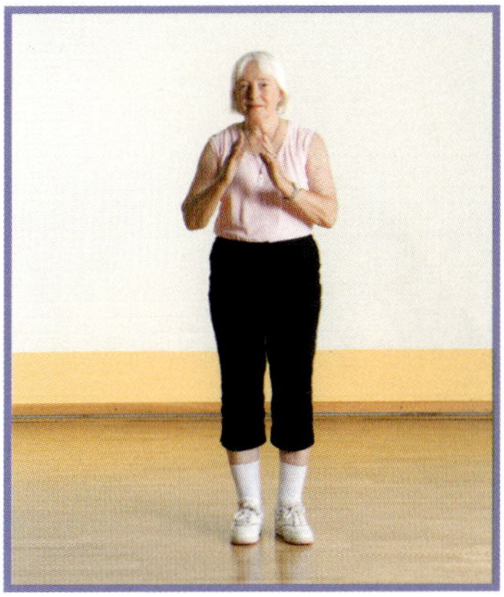

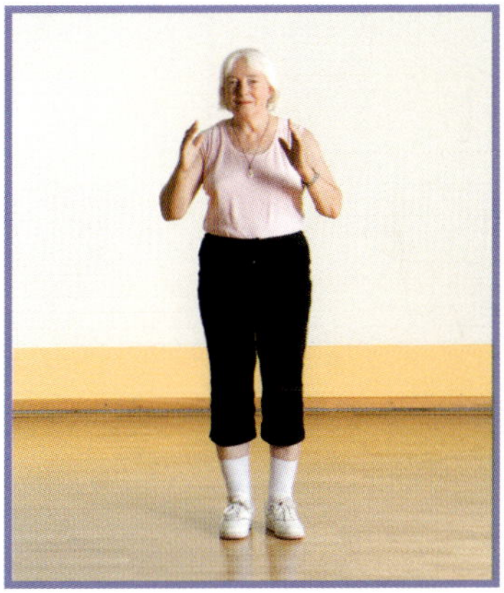

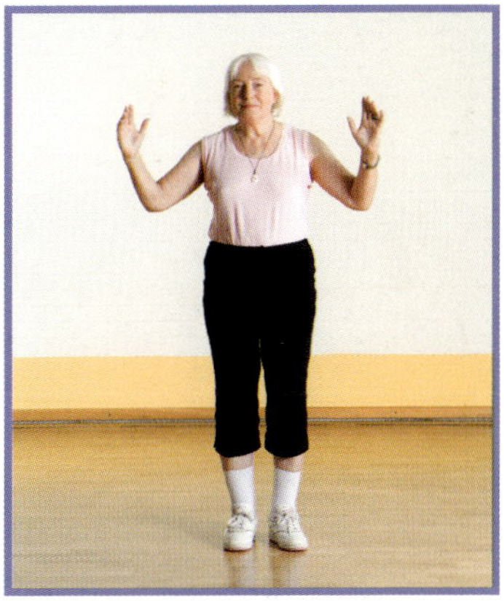

5. Stellen Sie sich dann mit leicht, etwas über schulterbreit, gegrätschten Beinen hin und führen Sie die Hände leicht angewinkelt vor der Brust zusammen. Die Fußspitzen und Knie zeigen leicht nach außen. Bleiben Sie einen Moment so stehen und atmen Sie aus. Bleiben Sie kurz ausgeatmet. Während Sie dann erneut einatmen, bewegen Sie die Arme langsam nach außen, bis sie sich ausgestreckt in rechtem Winkel neben Ihrem Körper befinden. Ziehen Sie die Arme langsam weiter nach hinten (ganz sachte, nicht wippen oder federn!), bis Sie im Bereich der Brustmuskeln eine Dehnung verspüren. Halten Sie diese Stellung 1 bis 2 Atemzüge lang. Spüren Sie die Weite Ihres Brustkorbs. Dann führen Sie beim Ausatmen die Hände wieder zusammen. Vier Wiederholungen, die Arme dabei zwischendurch nicht absenken.

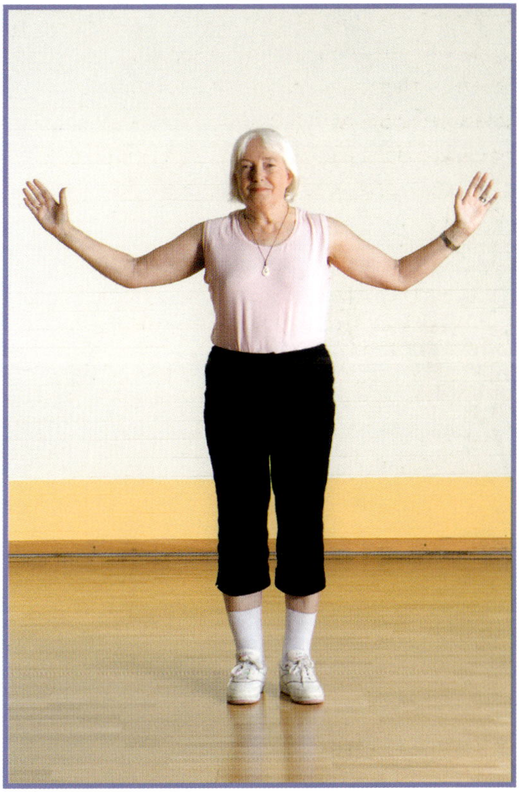

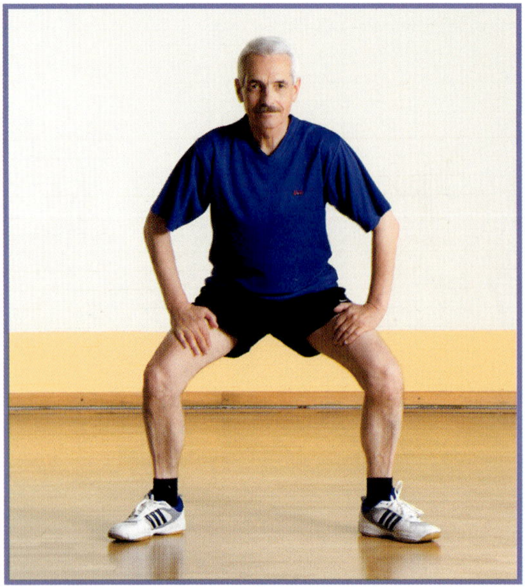

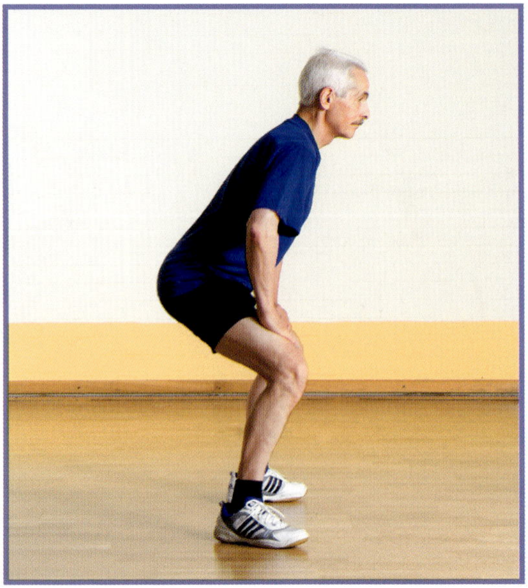

6. Hocksitz: Stellen Sie sich mit aufrechtem Rücken gegrätscht hin und legen Sie Ihre Hände beidseits in die Leisten. Die Füße weisen leicht nach außen. Gehen Sie nun langsam in die Hocke, so als wollten Sie sich setzen. Die Knie sollten sich dabei über den Zehen befinden. Atmen Sie ruhig weiter und bleiben Sie aufrecht. Behalten Sie den Hocksitz eine bis zwei Sekunden lang bei und spüren Sie die Dehnung in Ihren Oberschenkeln. Stehen Sie dann wieder langsam auf. Vier Wiederholungen.

7. Knie umarmen: Stellen Sie sich mit aufrechtem Rücken locker hin und heben Sie das linke Knie an die Brust. Atmen Sie dabei ruhig weiter und ziehen Sie das Knie mit den Armen eng an den Körper. Gehen Sie mit dem so gedehnten Bein einen Schritt vorwärts und machen Sie die Übung mit dem anderen Bein. Pro Seite je drei Wiederholungen.

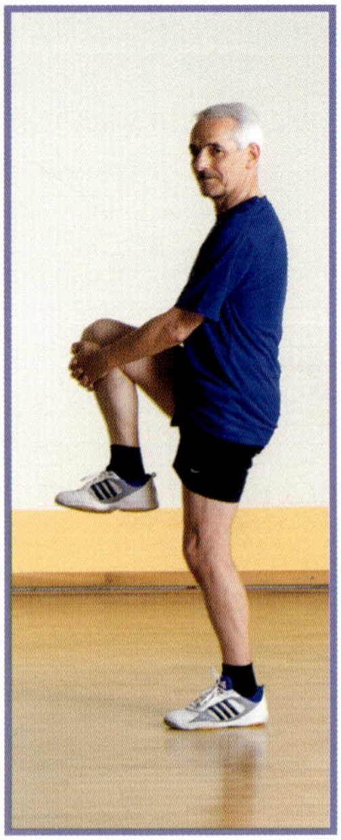

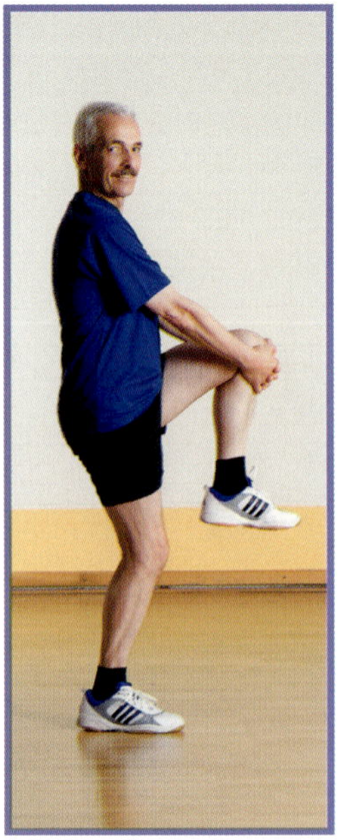

8. Knie überkreuz zum Ellbogen: Stellen Sie sich mit aufrechtem Rücken und leicht gegrätscht hin. Heben Sie Ihr linkes Knie und bewegen Sie es in Richtung rechter Ellbogen bis Sie ihn mit dem Knie berühren. Halten Sie diese Stellung 1 bis 2 Atemzüge lang. Setzen Sie das linke Bein dann wieder ab und kombinieren Sie nun rechtes Knie – linker Ellbogen. Pro Seite je drei Wiederholungen.

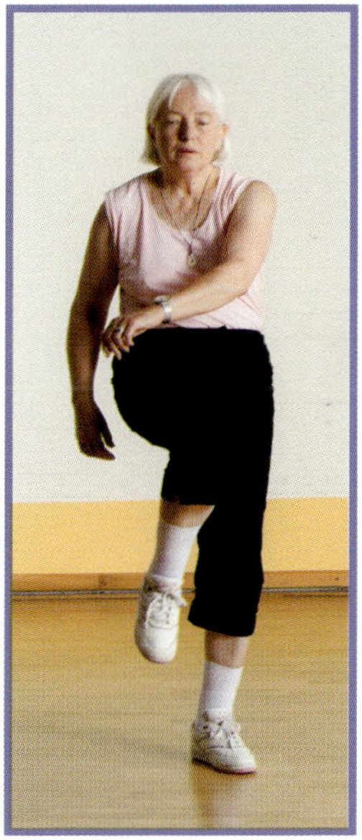

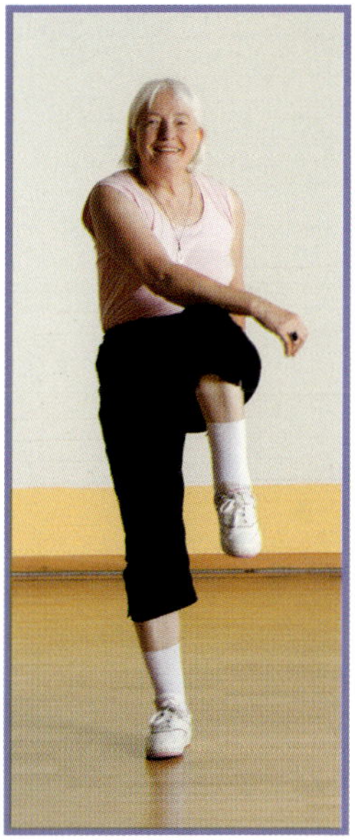

9. Ausfallschritt: Aufrecht stehend machen Sie mit dem linken Bein einen großen Schritt vorwärts. Beugen Sie das Bein und halten Sie den Oberkörper dabei gerade und das rechte Bein möglichst gestreckt. Halten Sie die so entstandene spürbare Dehnung ein bis zwei Atemzüge lang und richten Sie sich wieder auf. Wiederholen Sie die Übung für beide Körperseiten je drei Mal.

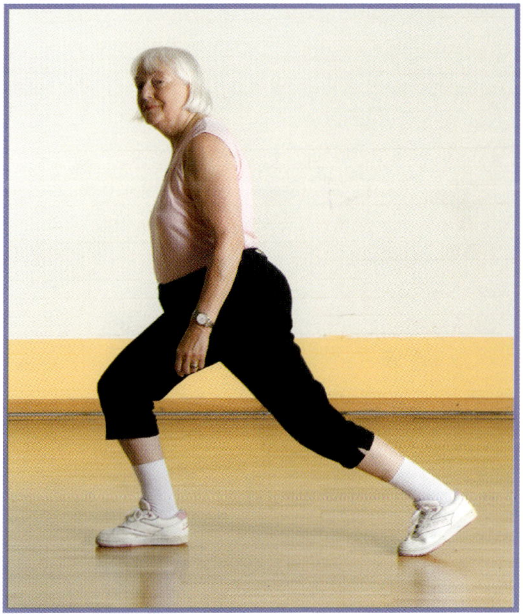

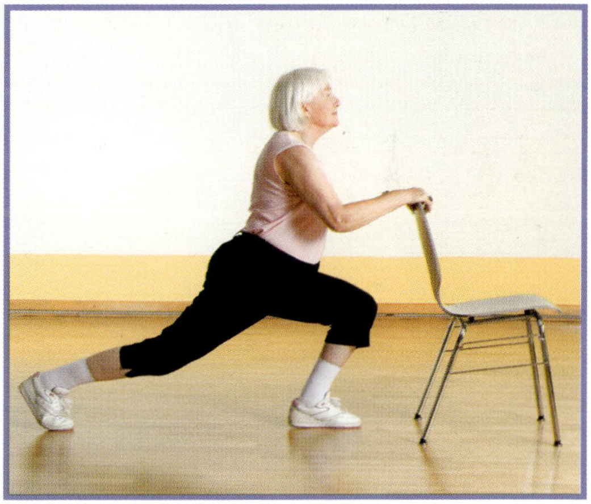

Variante mit Stuhl

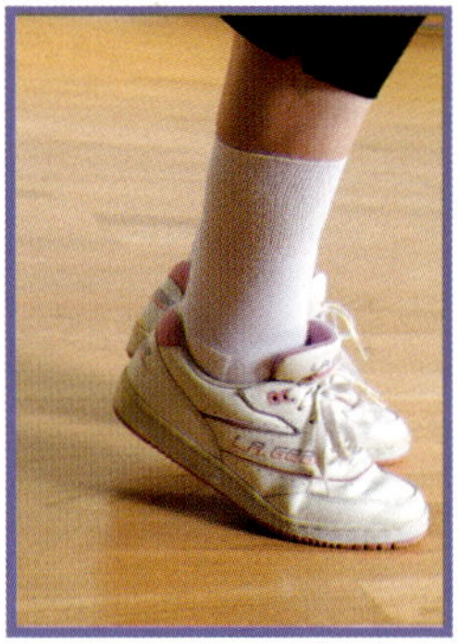
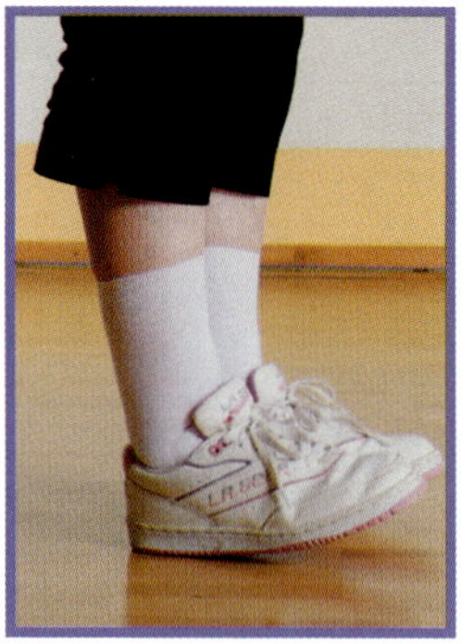

Tipp

Falls Sie am Morgen trainieren, sollte Ihre Aufwärmphase etwas länger dauern. Nach dem Aufstehen braucht der Körper eine gewisse Zeit bis er wieder „voll da" ist. Deshalb sollten Sie sich Morgens geruhsamer und länger Aufwärmen als Abends.

10. Heben der Fersen und Zehen: Stellen Sie sich mit aufrechtem Rücken und leicht, etwas über schulterbreit gegrätschten Beinen hin. Heben Sie langsam Ihre Fersen, so dass Sie auf den Zehenspitzen zu stehen kommen. Halten Sie diese Stellung einen Atemzug lang und rollen Sie wieder ab auf die Fußfläche. Dann heben Sie (vorsichtig!) die Fußspitzen, so dass Ihr Körper auf den Fersen zu stehen kommt. Diese Übung ist nicht nur gut für Muskulatur und Beweglichkeit der Füße sondern schult auch gut den Gleichgewichtssinn. Acht Mal Zehenstand, acht Mal Fersenstand.

Warum ist Aufwärmen so wichtig?

Richtiges und sorgfältiges Aufwärmen vor dem Krafttraining ist notwendig, um den Körper auf die richtige „Betriebstemperatur" zu bringen. Dieses „Warm up", als Kombination aus Aufwärm- und Dehnübungen, bereitet die Muskulatur auf die nachfolgende Trainingsphase vor. Sie stimmen damit Ihren Körper auf die bevorstehende Anstrengung ein und fördern das harmonische Zusammenspiel von Gelenk- und Muskelfunktionen. Der Aufwand ist gering und er zahlt sich schnell aus. Das Aufwärmen ist umso wichtiger, je weniger Sie sich zuvor bewegt haben.

Aufwärmen hat viele positive Aspekte:

- Die Muskeln werden besser durchblutet und damit die Verletzungsanfälligkeit reduziert.
- Die Knorpel saugen sich wie ein Schwamm mit Gelenkschmiere voll; dies trägt ebenfalls zum Schutz vor Verletzungen bei.
- Die Koordination wird optimiert.
- Die Sauerstoffausnutzung steigt: Sie atmen schneller und tiefer, dadurch wird der eingeatmete Sauerstoff vom Körper effektiver verwertet.
- Der Stoffwechsel wird angeregt.
- Die Differenz zwischen oberem und unterem Blutdruckwert vergrößert sich, was die Blutflussgeschwindigkeit und damit die Versorgung der beanspruchten Muskulatur verbessert.

Verzichten Sie also keinesfalls auf das Aufwärmen! Gerade an Tagen, an denen man „nicht so richtig auf Touren kommt", hilft Aufwärmen zudem sehr, mehr Power und bessere Stimmung zu gewinnen.

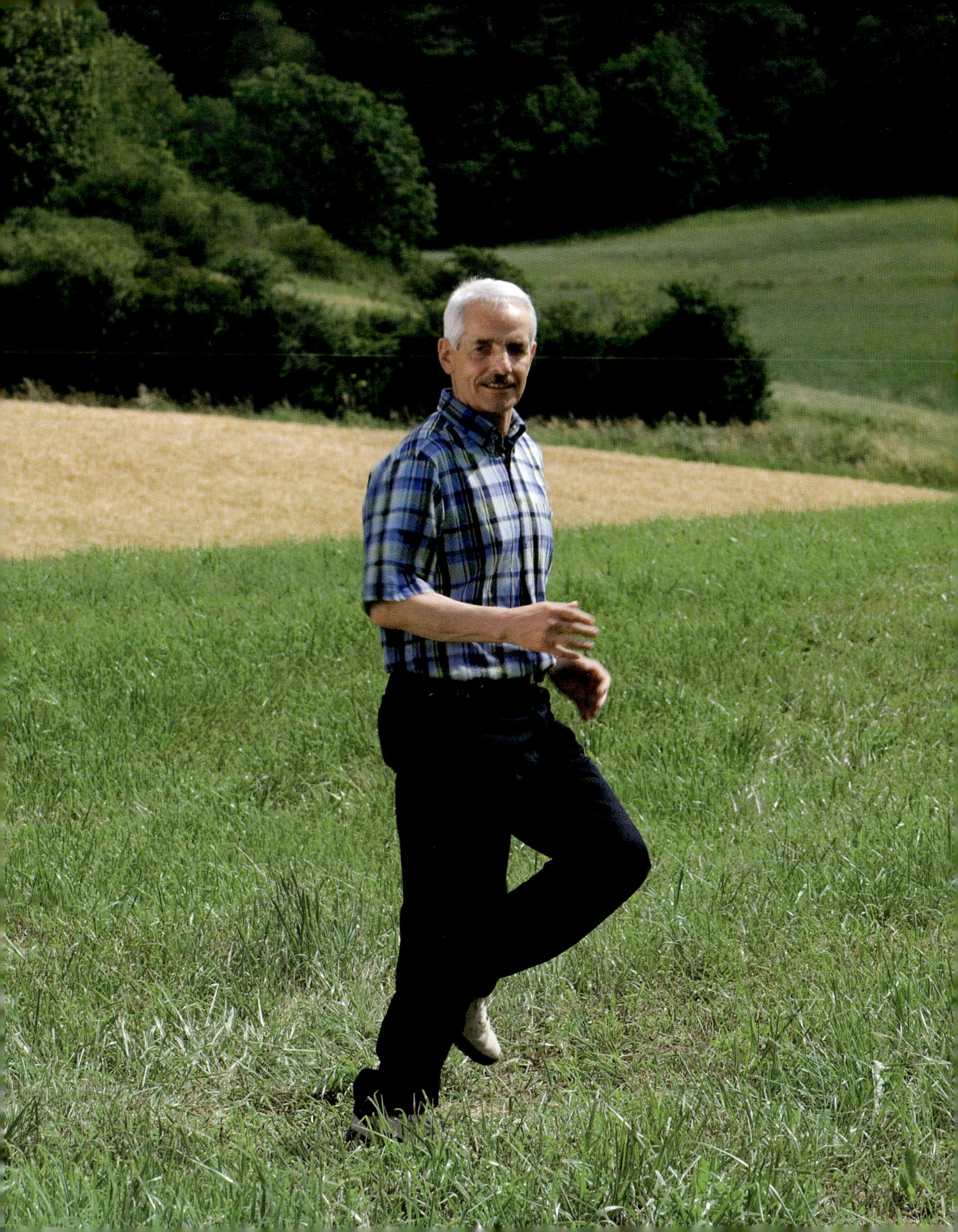

Bedenken Sie ...

1. Wenn Sie lange nicht mehr oder noch nie Sport getrieben haben, fragen Sie Ihren Arzt, ob Sie etwas Besonderes berücksichtigen müssen.
2. Wenn Sie sehr untrainiert sind, wählen Sie von den Übungsvarianten jeweils diejenige aus, die Ihnen am leichtesten fällt. Gehen Sie erst dann, wenn Sie diese mit den erforderlichen Anzahl von Wiederholungen gut beherrschen, zu anspruchsvolleren Varianten über.
3. Lassen Sie sich Zeit! Fangen Sie langsam an und trainieren Sie konzentriert. Beim Krafttraining kommt es nicht darauf an, möglichst schnell zu sein, sondern darauf, die einzelnen Übungen korrekt auszuführen.
4. Verausgaben Sie sich nicht. Einer der größten Irrtümer ist, dass Bewegung nur dann sinnvoll ist, wenn sie einen so richtig erschöpft.
5. Trainieren Sie, so wie in den Trainingsplänen (ab S. 98) beschrieben, Ihren Körper gleichmäßig. Es sollte nicht nur eine einzige Körperregion über eine längere Zeit einseitig beansprucht werden.
6. Lockern Sie nach jeder Übung die Muskulatur wieder. Bedenken Sie: Die Muskeln Älterer ermüden in der Regel schneller als die jüngerer Menschen und brauchen sowohl längere Erholungsphasen zwischen den Trainingsbelastungen als auch eine längere Erholungszeit danach.

POWER VON KOPF BIS FUSS

Stellen Sie sich jede Übung vor der Ausführung vor. Richten Sie, während Sie trainieren, Ihre Aufmerksamkeit auf die jeweiligen Muskelpartien mit denen Sie gerade arbeiten und führen Sie alle Übungen langsam und konzentriert durch. Je langsamer und konzentrierter Sie üben, umso mehr haben Sie auch davon. Lieber weniger Wiederholungen und dafür möglichst wenig Tempo. Nicht „viel hilft viel" sondern langsames, bewusstes und konzentriertes Tun bewirkt viel. Spüren Sie während der Bewegung in die beanspruchte Muskelpartie hinein und stellen Sie sich dabei vor, wie gut die Übung Ihnen tut, wie wunderbar die Muskulatur mitmacht und wie Sie damit Ihre Gesundheit und Ihr Wohlbefinden stärken.

1. HÄNDE/ARME:

Federhandeln sind einfach zu handhaben: Drücken Sie einfach die Griffe der Hantel mit allen Fingern zusammen, halten Sie 1 bis 2 Atemzüge lang die Spannung, und lösen Sie dann den Griff – langsam! – wieder. Acht Wiederholungen.

Wirkungsschwerpunkt

→ **Kräftigung der Hand- und Unterarmmuskulatur**

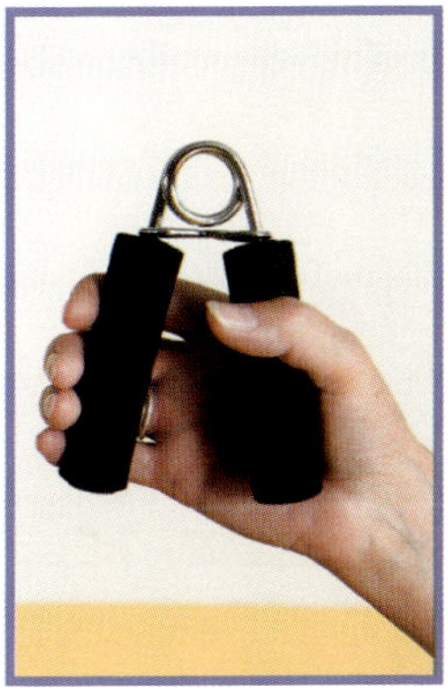
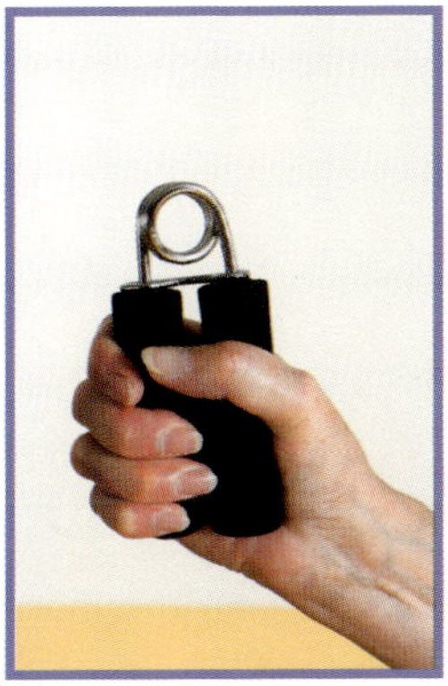

2. Hantelübungen:

a) Front Lift

Stellen Sie sich locker und aufrecht hin, die Knie leicht gebeugt. Halten Sie die Hanteln in den Händen und legen Sie die Arme seitlich an den Körper an. Heben und senken Sie nun den gestreckten rechten Arm bis auf Schulterhöhe und senken Sie ihn wieder bis zur Ausgangsstellung; machen Sie nun das gleiche mit dem linken Arm. Acht Wiederholungen.

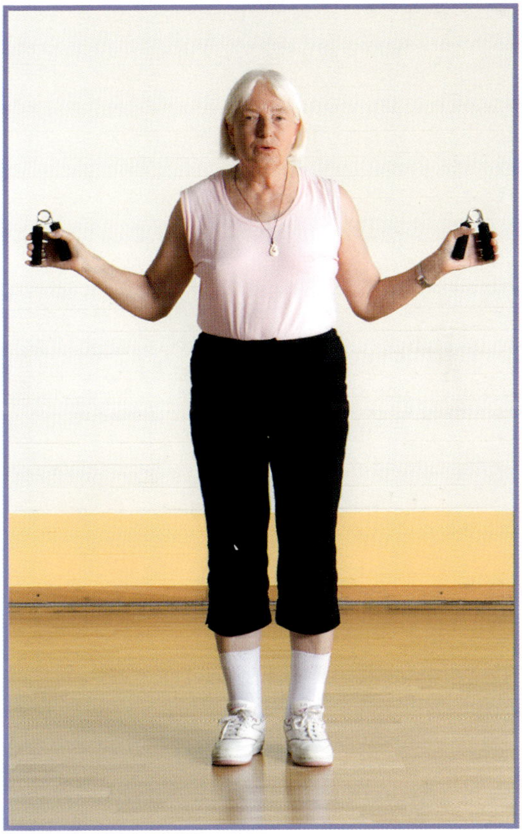
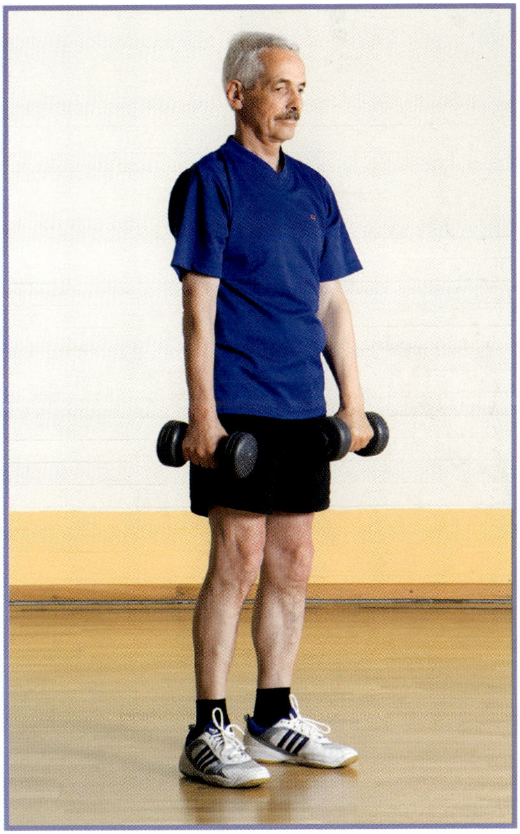

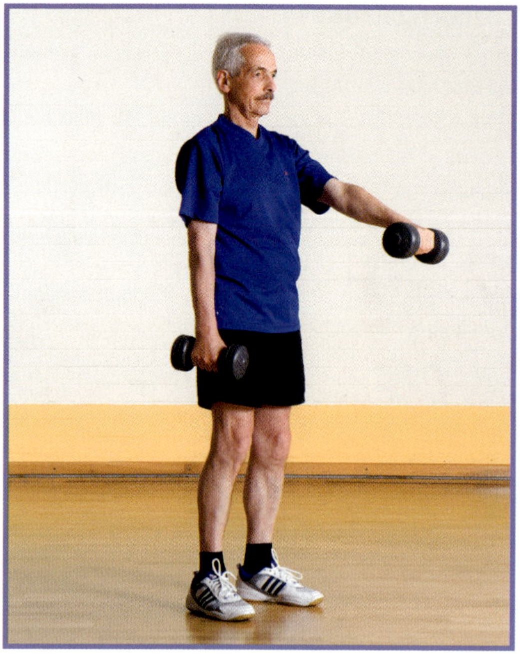

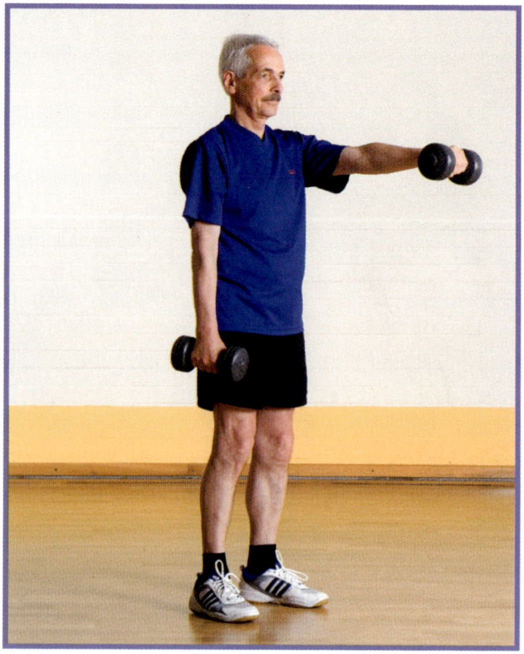

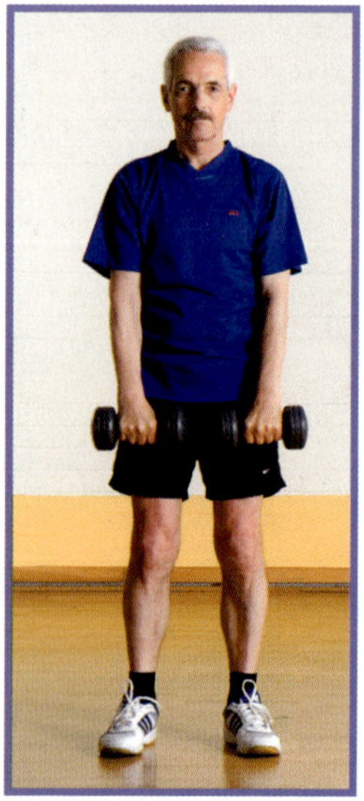

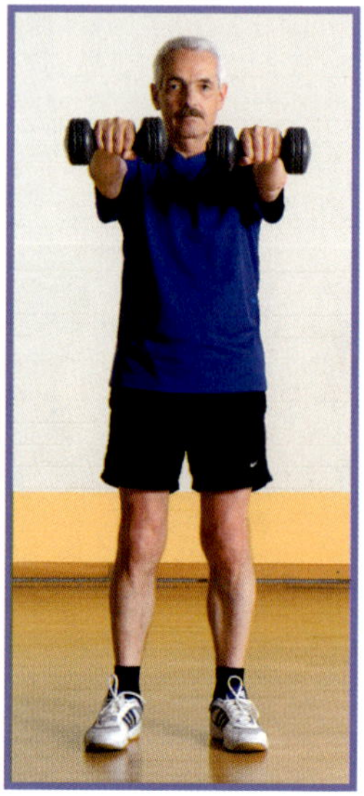

Variation: Frontlift – beide Arme gleichzeitig heben.

Wirkungs-schwerpunkt

→ **Kräftigung der Schulter- und oberen Rückenmuskulatur**

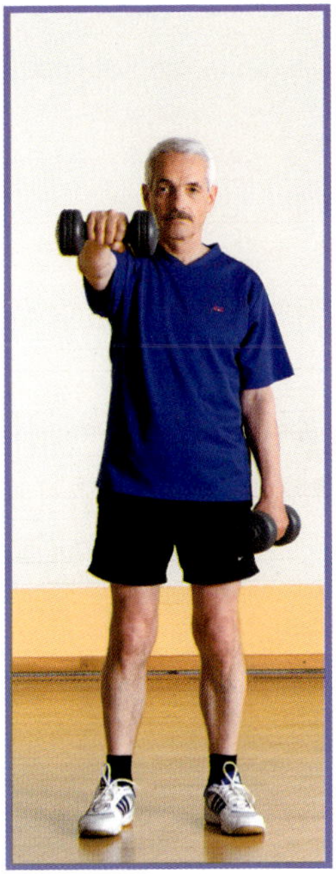

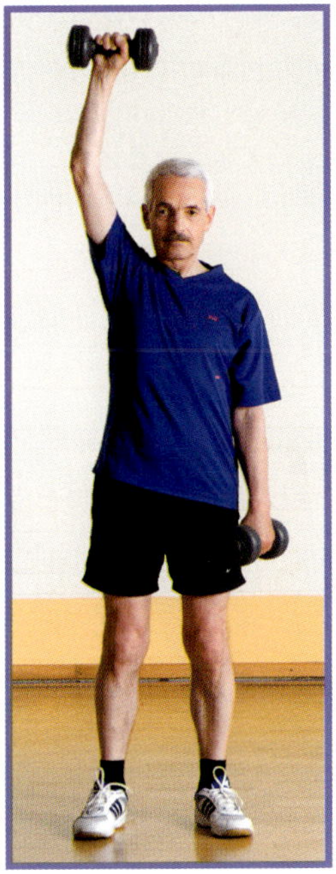

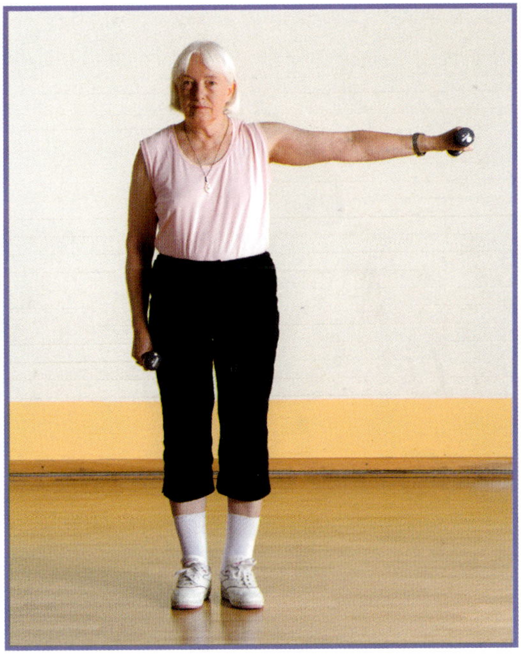

b) Overhead Lift

Heben Sie, wie beim Frontlift, den rechten Arm gestreckt bis auf Schulterhöhe und dann weiter nach oben über den Kopf; machen Sie dann das gleiche mit dem linken Arm. Acht Wiederholungen.

Wirkungs-schwerpunkt

→ **Kräftigung der Schulter- und oberen Rückenmuskulatur**

c) Sidelift

Stehen Sie wieder locker und aufrecht, die Knie leicht gebeugt, in jeder Hand eine Hantel, die Arme seitlich am Körper. Heben Sie den rechten Arm bis auf Schulterhöhe und senken Sie ihn wieder; machen Sie das gleiche mit dem linken Arm.

Acht Wiederholungen.

Wirkungs-schwerpunkt

→ **Kräftigung der Schulter- und oberen Rückenmuskulatur**

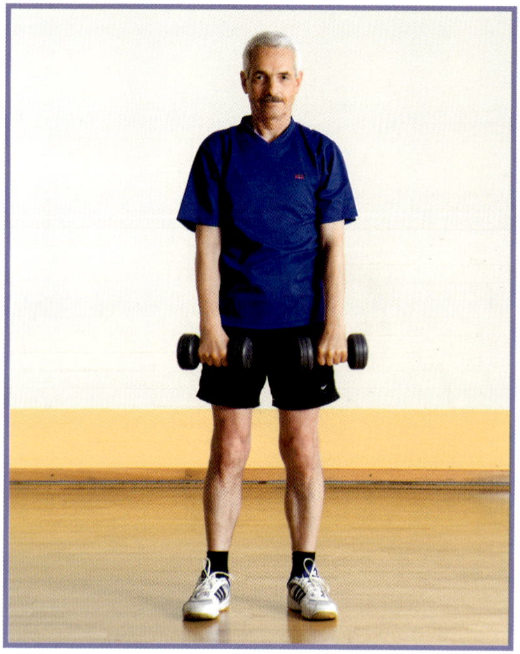

d) Aufrechtes Rudern

Stehen Sie wieder locker und aufrecht, die Knie leicht gebeugt, in jeder Hand eine Hantel, die Handflächen zeigen zum Körper. Führen Sie die Hanteln parallel vorne am Körper hoch bis Sie etwa Schlüsselbeinhöhe erreichen, halten Sie diese Position 1 bis 2 Atemzüge lang und senken sie die Arme wieder. Acht Wiederholungen.

WICHTIG FÜR ALLE ÜBUNGEN MIT HANTELN:

- Aufrechte Haltung, gerade Schultern!
- Atem locker fließen lassen, nicht anhalten
- Übung jeweils in der Ausatem-Phase starten
- Auf Verspannungen achten – und sofort entspannen

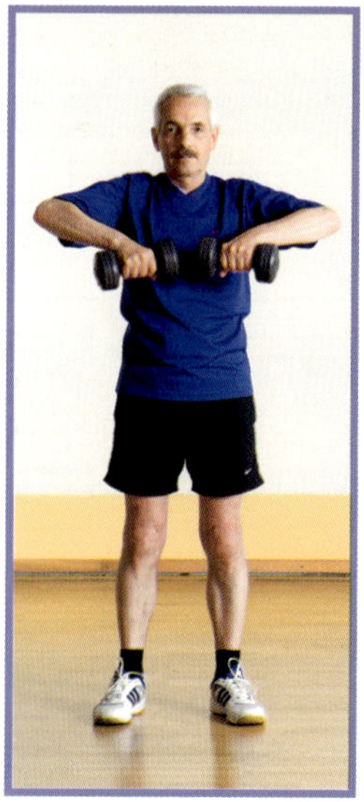

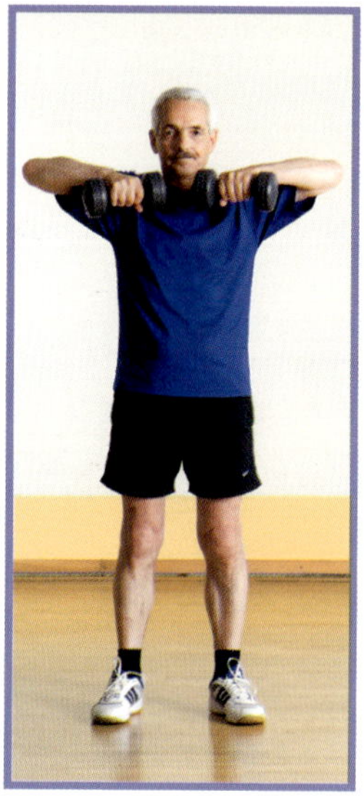

Wirkungs-schwerpunkt

➜ **Kräftigung der Schulter- und oberen Rückenmuskulatur und des Bizeps**

3. Liegestütz

a) Knieliegestütz, Hüftgelenk gebeugt
Nehmen Sie den Vierfüßlerstand ein. Die Arme sind gestreckt, Finger weisen nach vorne, Handflächen, Knie und Unterschenkel ruhen auf dem Boden. Beugen Sie nun die Ellbogen und senken Sie den Oberkörper langsam zum Boden. Führen Sie die Bewegung nur aus Ellbogen, Schulter- und Hüftgelenken heraus durch; Hals und Kopf bleiben gerade. Halten Sie die Endposition 1–2 Atemzüge lang und kehren Sie langsam in die Ausgangsposition zurück. Acht Wiederholungen.

Variante: b) Liegestütz mit leicht gebeugter Hüfte
Nehmen Sie den Vierfüßlerstand ein und stützen Sie sich auf Knie und Hände. Schultern, Hüfte und Kniegelenk sollten eine schräge, gerade Linie bilden. Beugen Sie nun die Ellbogen und senken Sie den Oberkörper langsam zum Boden. Halten Sie die Endposition 1–2 Atemzüge lang und kehren Sie langsam in die Ausgangsposition zurück. Acht Wiederholungen.

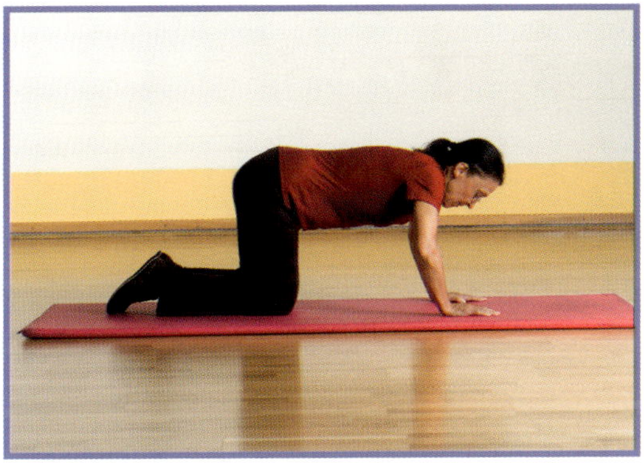

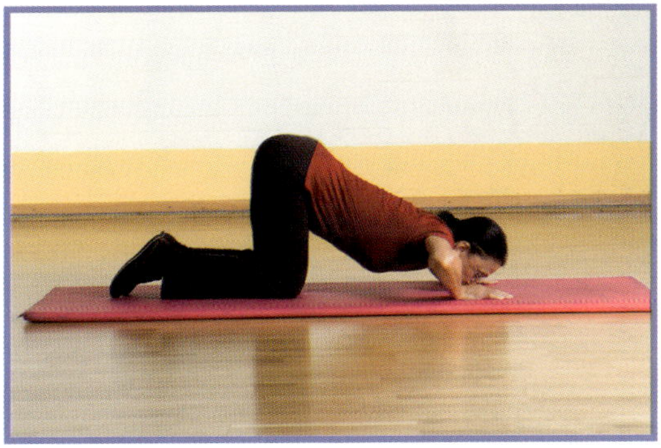

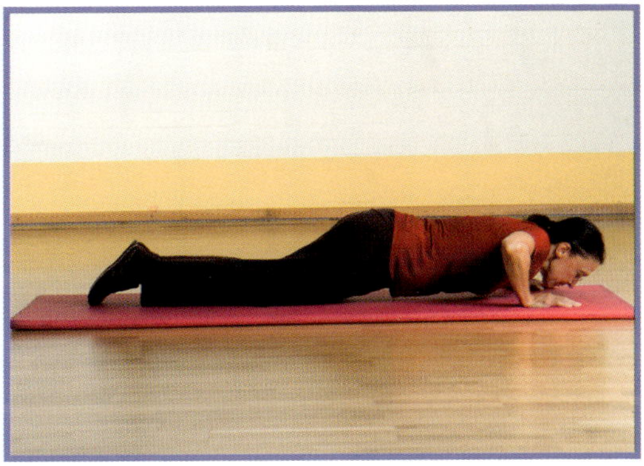

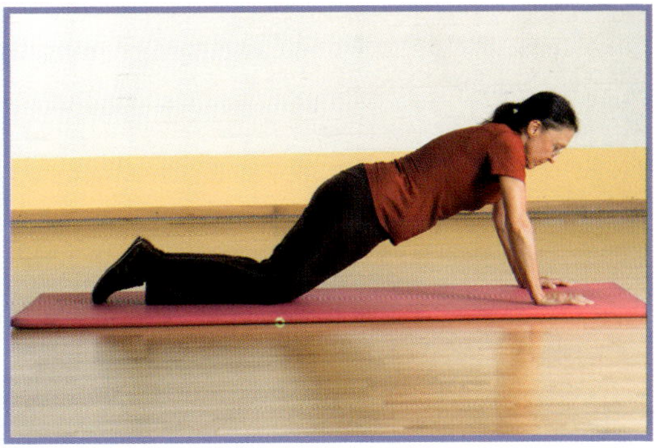

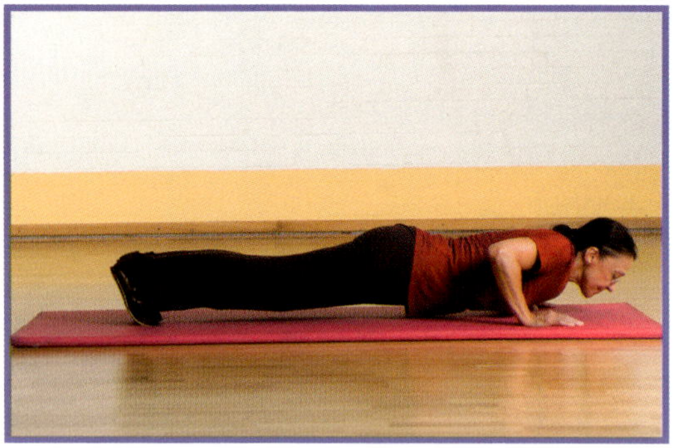

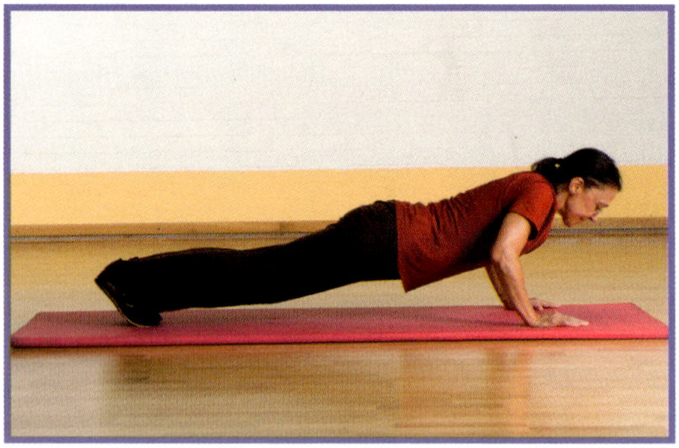

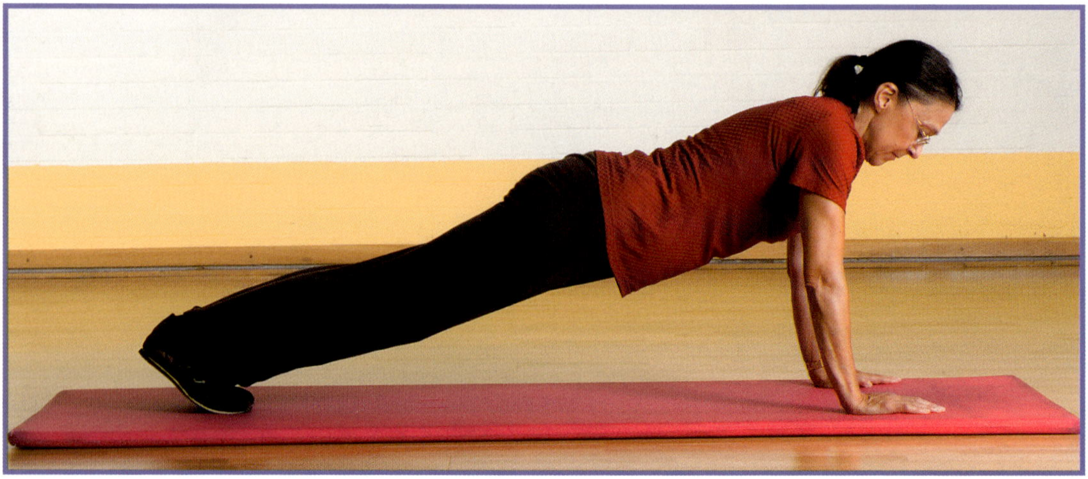

Variante: c) Liegestütz lang, Hüftgelenk gestreckt
Nehmen Sie die klassische Liegestütz-Position ein; die Arme sind gestreckt, der Körper ist gerade und die Beine stehen etwa hüftbreit auseinander. Nur die Hände und die Fußspitzen berühren den Boden. Beugen Sie nun die Ellbogen und senken Sie den Oberkörper langsam zum Boden bis die Nase fast den Boden berührt. Halten Sie diese Position 1–2 Atemzüge lang und gehen Sie langsam in die Ausgangsposition zurück. Acht Wiederholungen.

Wirkungs-schwerpunkt

→ **Kräftigung der Schulter-, Brust- und Armmuskulatur**

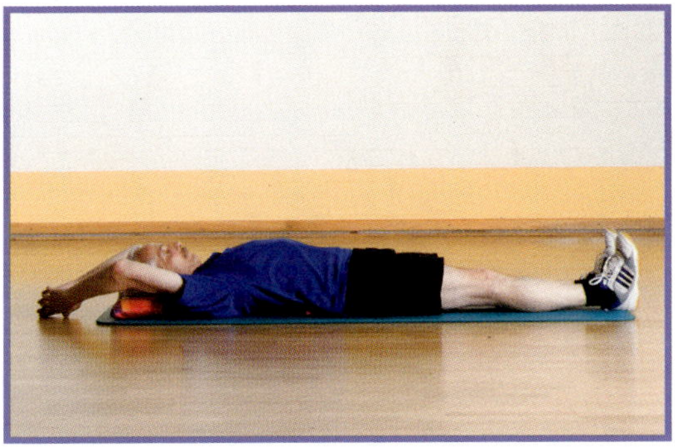
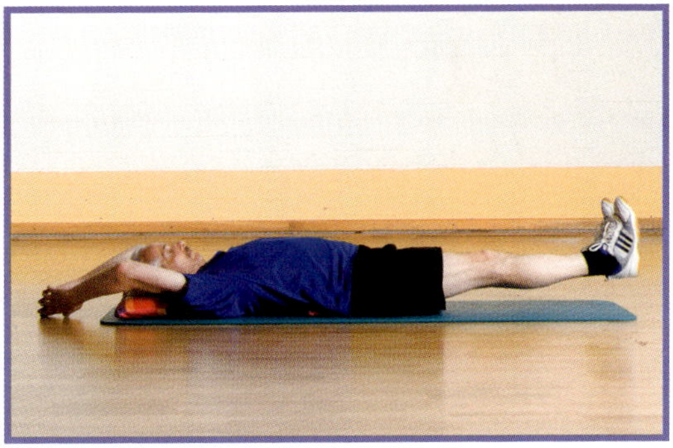
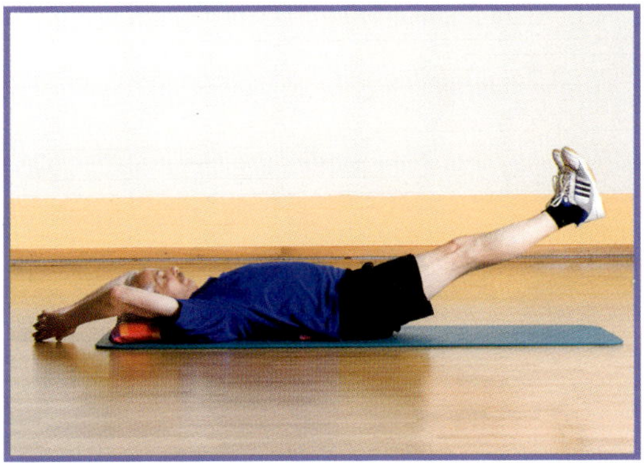
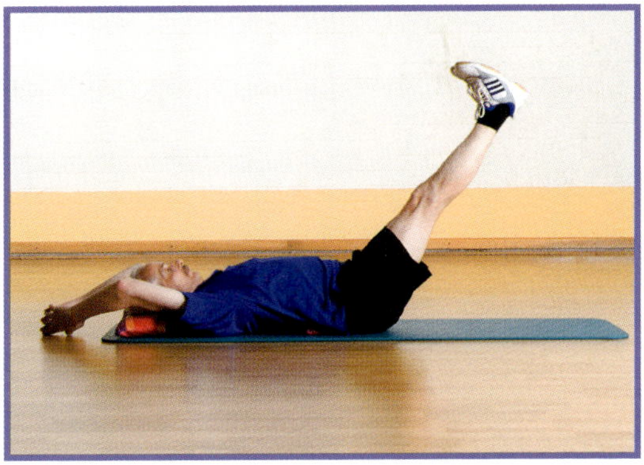

4. Leg Lift

Legen Sie sich ausgestreckt auf den Rücken und legen Sie Ihre Hände locker hinter dem Kopf ab. Heben Sie dann langsam beide Beine gestreckt vom Boden ab in Richtung Zimmerdecke, bis sie fast einen 90-Grad-Winkel zu Ihrem Oberkörper bilden. Halten Sie die Endposition 1–2 Atemzüge lang und senken Sie dann die Beine langsam wieder ab. Richten Sie dabei das Becken auf und pressen Sie die Lendenwirbelsäule fest gegen den Boden (Hohlkreuz vermeiden!). Acht Wiederholungen. Die Übung ist umso anspruchvoller je langsamer sie durchgeführt wird.

Wirkungs-schwerpunkt

→ **Rücken- und Bauchmuskulatur**

5.a) Bauch Crunch (mit Hantel)

Legen Sie sich ausgestreckt auf den Rücken, die Knie angewinkelt, die Füße aufgestellt. Halten Sie Ihre Hände mit Hanteln gestreckt in Richtung Oberschenkel. Heben Sie nun langsam Kopf und Schultern. Führen Sie die Hände in Richtung Knie während Sie die Schulterblätter vom Boden lösen. Richten Sie sich auf so weit wie es Ihnen möglich ist. Halten Sie die Endposition 1–2 Atemzüge lang und senken Sie dann Kopf und Schultern langsam wieder ab. Acht Wiederholungen.

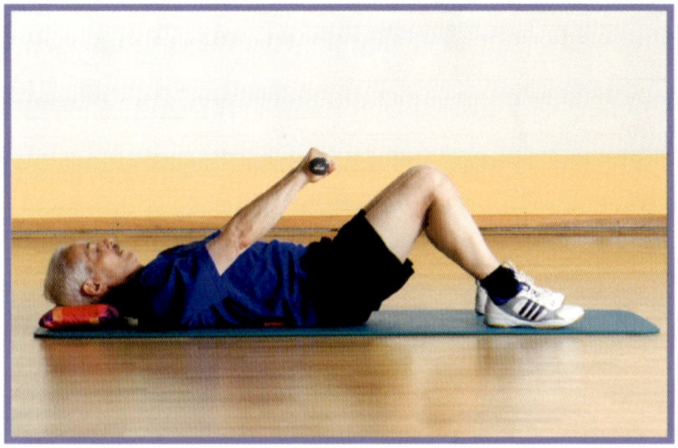

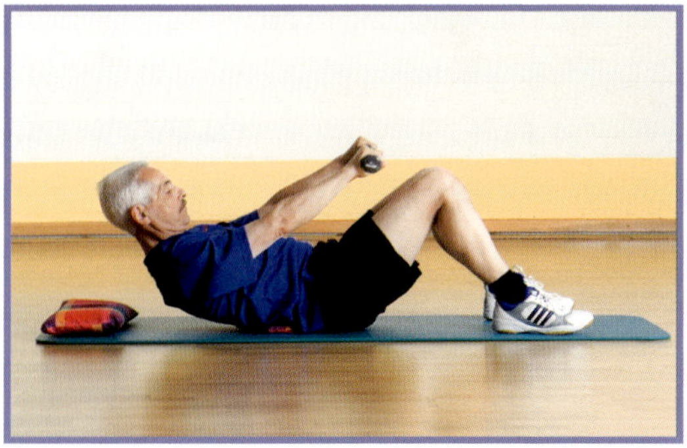

Wirkungsschwerpunkt

→ **Bauchmuskulatur**

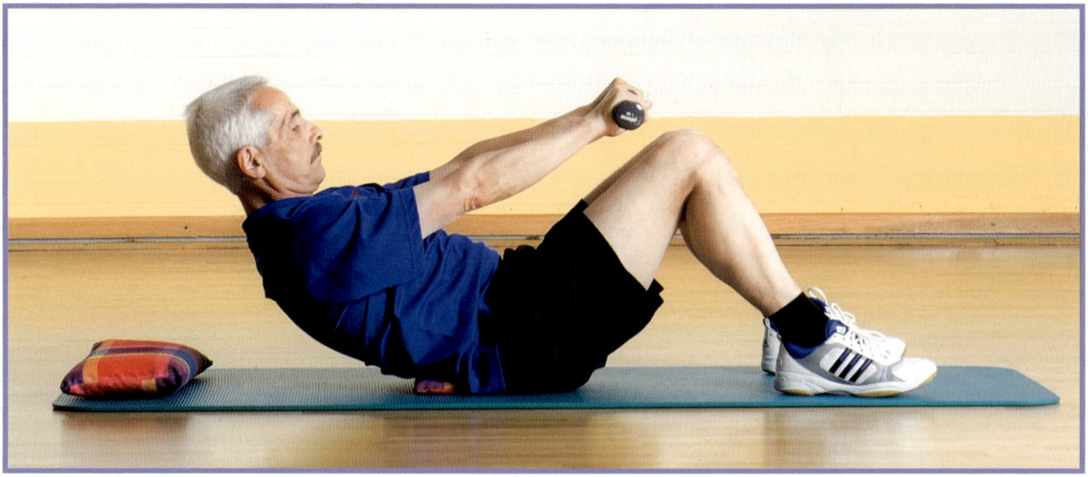

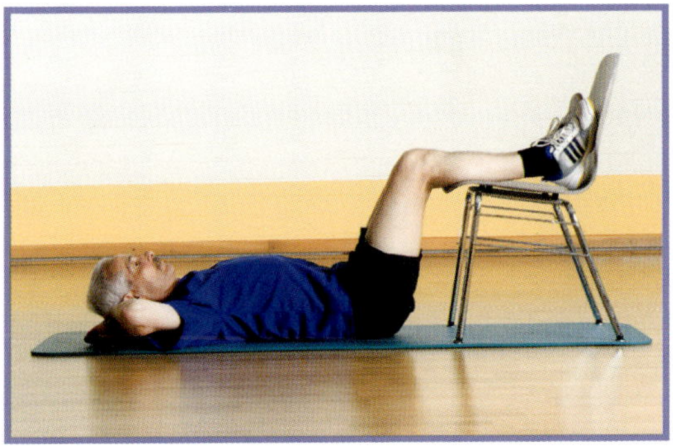

Wirkungsschwerpunkt

➜ **Bauchmuskulatur**

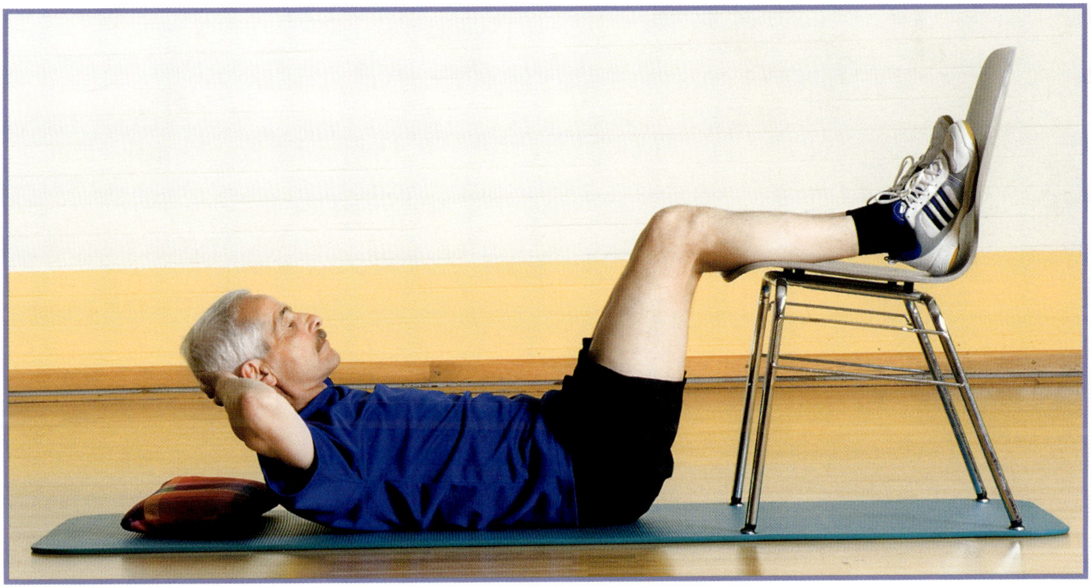

B) Variante mit Stuhl – ohne Hanteln

Legen Sie sich so vor Ihrem Stuhl auf den Boden, dass die Sitzfläche zu Ihnen zeigt und Sie die Unterschenkel bequem darauf ablegen können, so dass sich die Oberschenkel im rechten Winkel zum Oberkörper befinden. Verschränken Sie die Arme hinter dem Kopf und heben Sie – beim Ausatmen – langsam Kopf und Schultern, bis sich die Schulterblätter vom Boden gelöst haben. Richten Sie sich so weit wie es Ihnen möglich ist auf. Halten Sie die Endposition 1–2 Atemzüge lang und senken Sie dann Kopf und Schultern langsam wieder ab. Acht Wiederholungen.

6. Body Lift

Legen Sie sich ausgestreckt auf den Rücken, die Knie angewinkelt, die Füße aufgestellt. Ihre Arme sind gestreckt, die Hände zeigen in Richtung Knie. Heben Sie nun langsam Ihre angewinkelten Beine und gleichzeitig den Oberkörper. Richten Sie sich so weit wie es Ihnen möglich ist auf. Halten Sie die Endposition 1–2 Atemzüge lang und senken Sie dann Kopf und Schultern langsam wieder ab. Acht Wiederholungen.

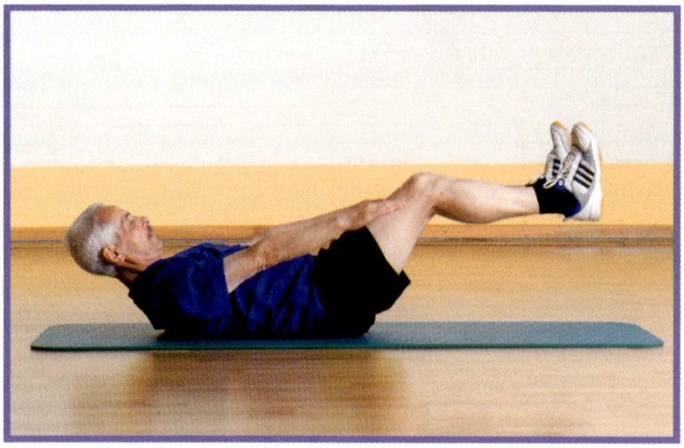

Wirkungsschwerpunkt

→ **Rücken- und Bauchmuskulatur**

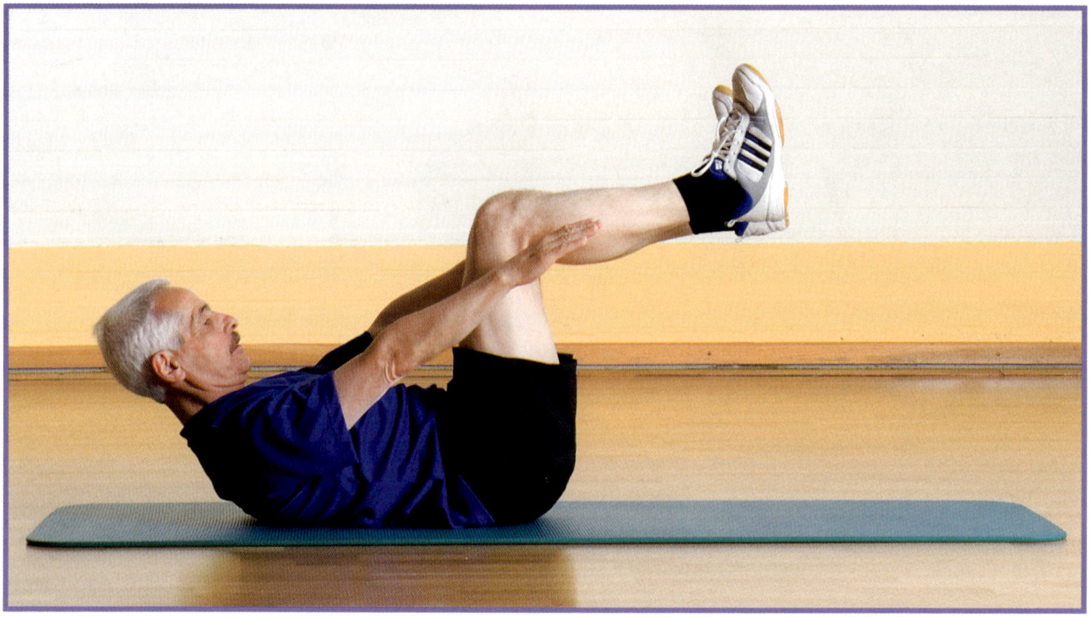

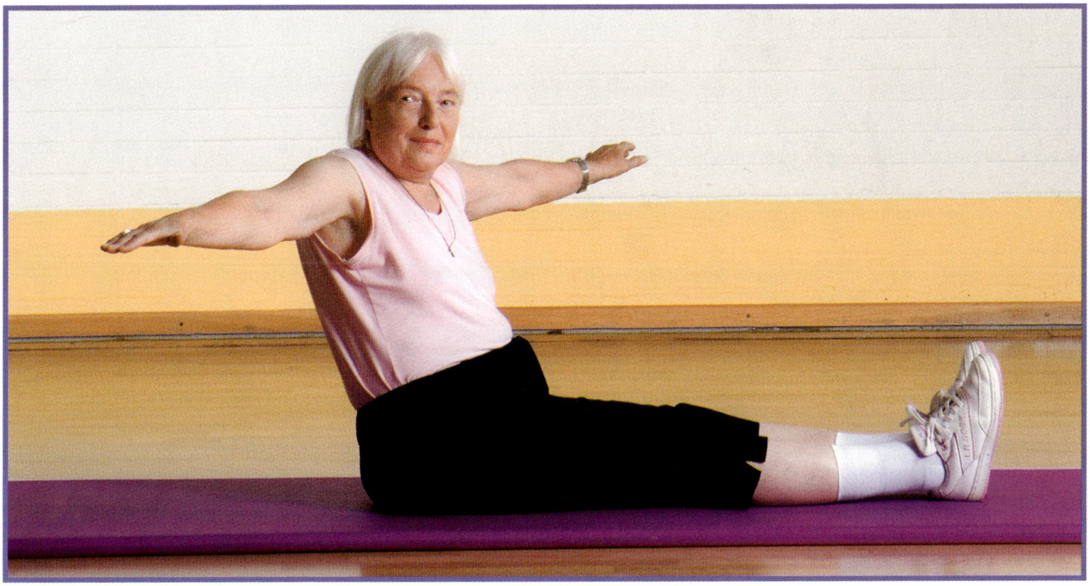

Wirkungs-schwerpunkt

→ **Rückenmuskeln**

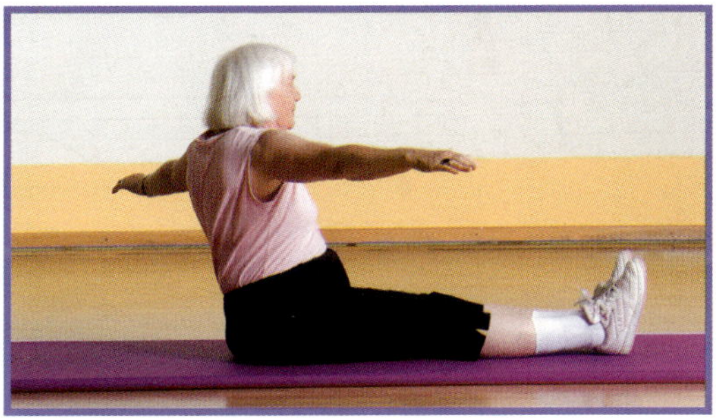

7. Upper Spin

Setzen Sie sich aufrecht auf den Boden, die Beine locker ausgestreckt, etwa hüftbreit auseinander. Heben Sie die ebenfalls gestreckten Arme seitlich bis in etwa Brusthöhe an. Drehen Sie beim Ausatmen Ihren Rumpf um die Körperachse nach rechts, so weit es Ihnen möglich ist. Nicht wippen. Wenn Sie sich in der Endposition befinden, atmen Sie ein und drehen währenddessen den Oberkörper wieder zurück in die Ausgangsposition. Dann drehen Sie nach der anderen Seite. Die Drehung kommt jeweils aus der Taille, nicht aus den Schultern. Je vier Wiederholungen.

8. KUGEL

Legen Sie sich auf den Rücken, die Knie angewinkelt, die Füße aufgestellt. Ihre Arme sind gestreckt, die Hände zeigen in Richtung Knie. Winkeln Sie nun Ihre Beine stark an und schlingen Sie die Arme um die Knie; rollen Sie sich so stark zusammen wie es Ihnen möglich ist. Halten Sie diese Position ein paar Atemzüge lang und legen Sie sich wieder zurück.

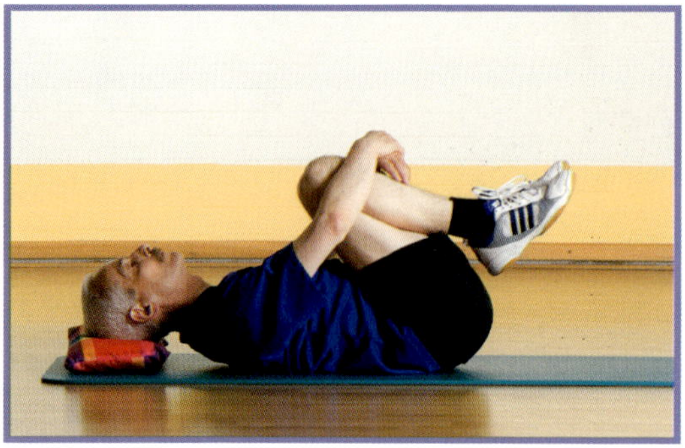

Wirkungs-schwerpunkt

→ **Rückenmuskulatur**

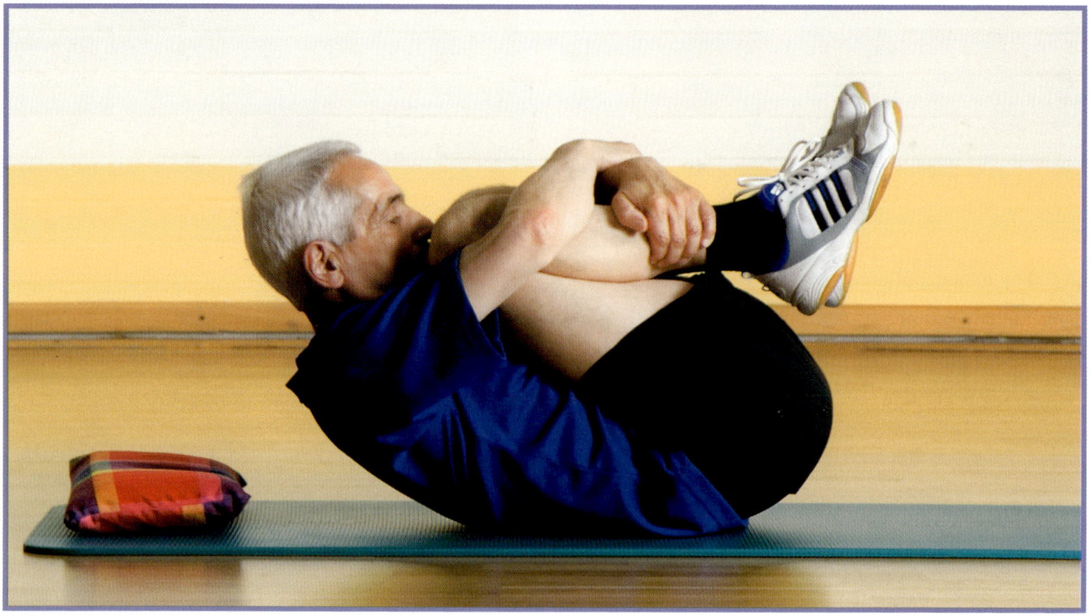

9. Becken-Lift

Legen Sie sich auf den Rücken, die Knie angewinkelt, die Füße aufgestellt. Die Arme liegen seitlich neben dem Körper auf dem Boden. Heben Sie beim Ausatmen Ihre Hüften nach oben bis Ihr Körper ein umgekehrtes „V" bildet. Halten Sie diese Position und atmen Sie ein paar Mal ein und aus. Dann heben Sie ein Bein vom Boden und strecken es aus. Halten Sie diese Position wiederum und atmen Sie dabei ein paar Mal ein und aus. Senken Sie das Bein wieder ab und heben Sie das andere Bein. Je vier Wiederholungen.

Wirkungs-schwerpunkt

→ **Gesäß und Beinrückseite**

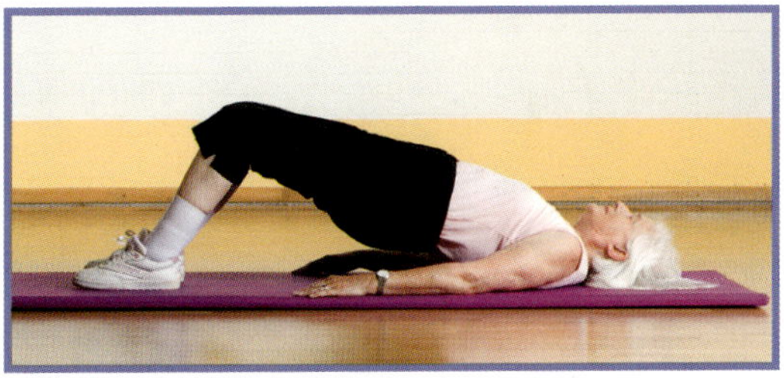

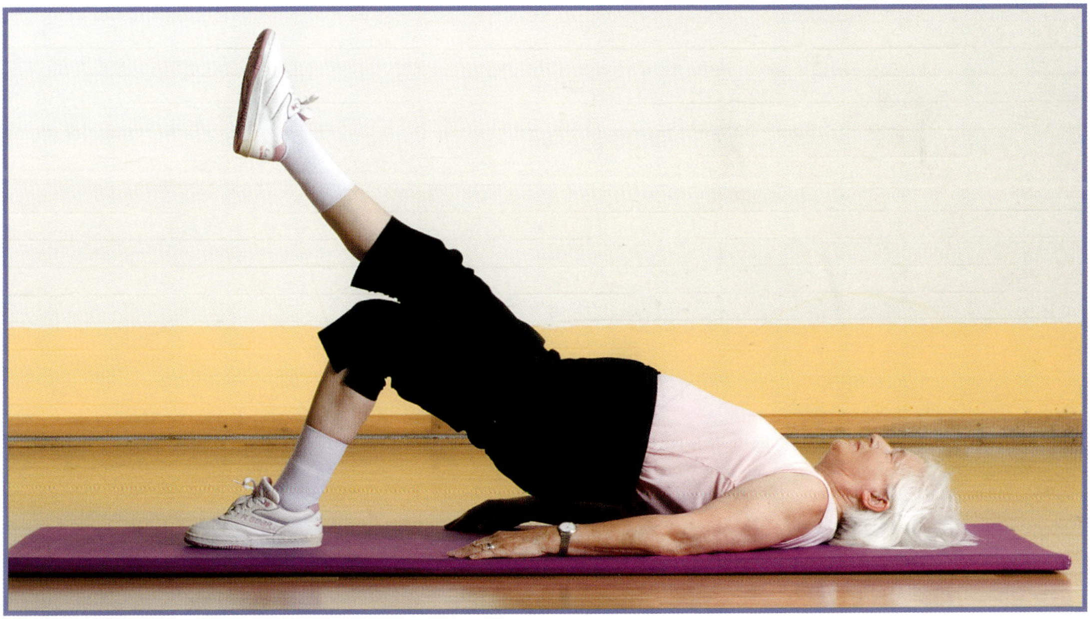

10. RÜCKHEBEN

a) Arme

Legen Sie sich auf den Bauch, strecken Sie Arme und Beine aus. Lassen Sie die Beine am Boden und heben Sie beim Ausatmen den Oberkörper an so weit es geht. Halten Sie die Endposition 1–2 Atemzüge lang, dann senken Sie die Arme langsam wieder ab. Acht Wiederholungen.

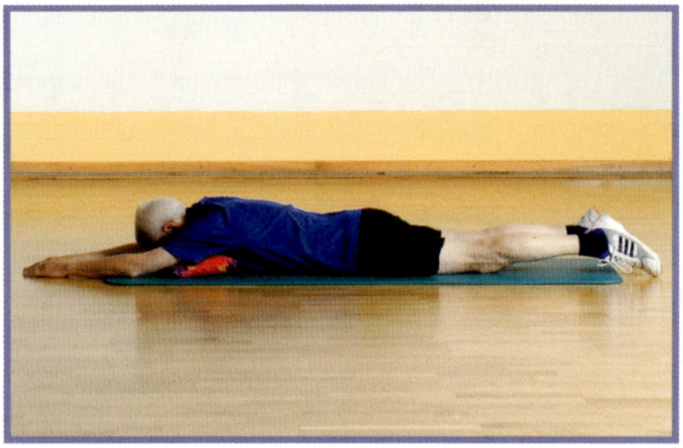

Wirkungs-schwerpunkt

→ **gesamte Muskulatur des oberen Rückens**

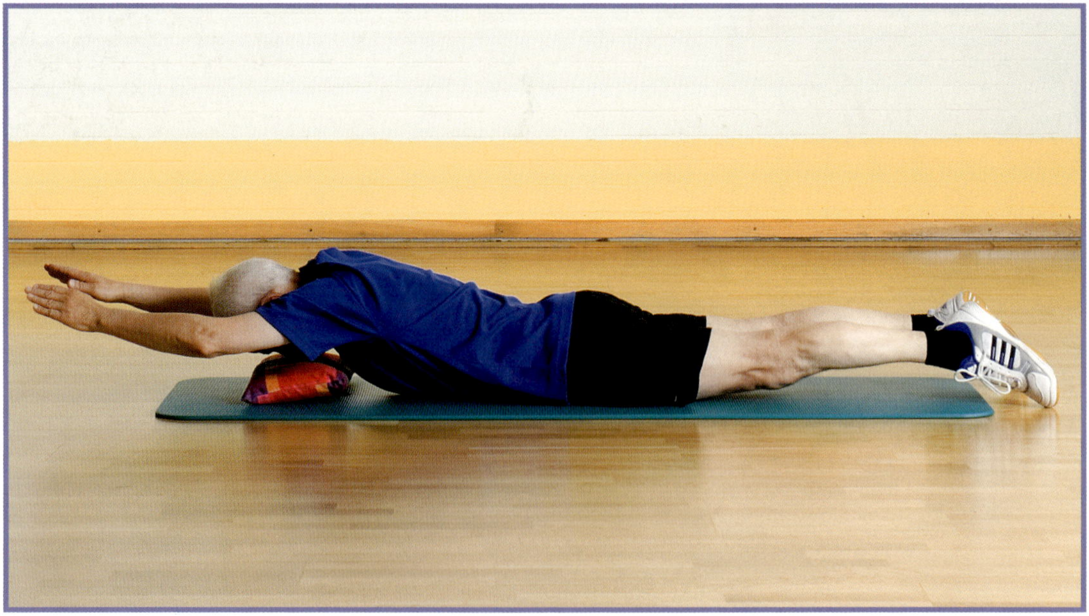

b) Beine

Legen Sie sich auf den Bauch, strecken Sie Arme und Beine aus. Lassen Sie nun den Oberkörper am Boden und heben Sie beim Ausatmen die Beine an und strecken Sie sie gleichzeitig lang. Halten Sie die Endposition 1–2 Atemzüge lang, dann senken Sie die Beine langsam wieder ab. Acht Wiederholungen.

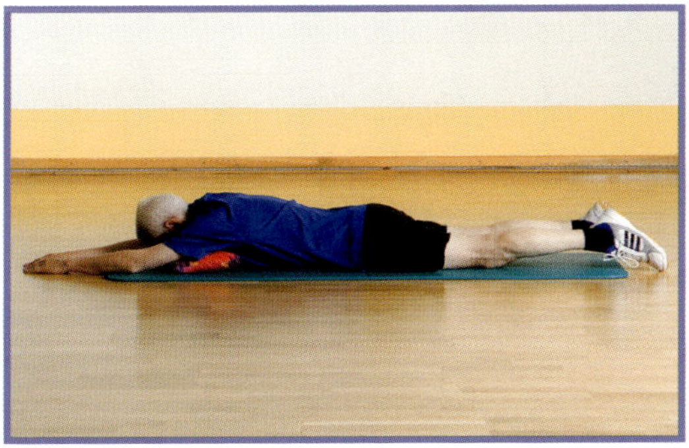

Wirkungs-schwerpunkt

→ **Gesäß und Muskulatur des unteren Rückens**

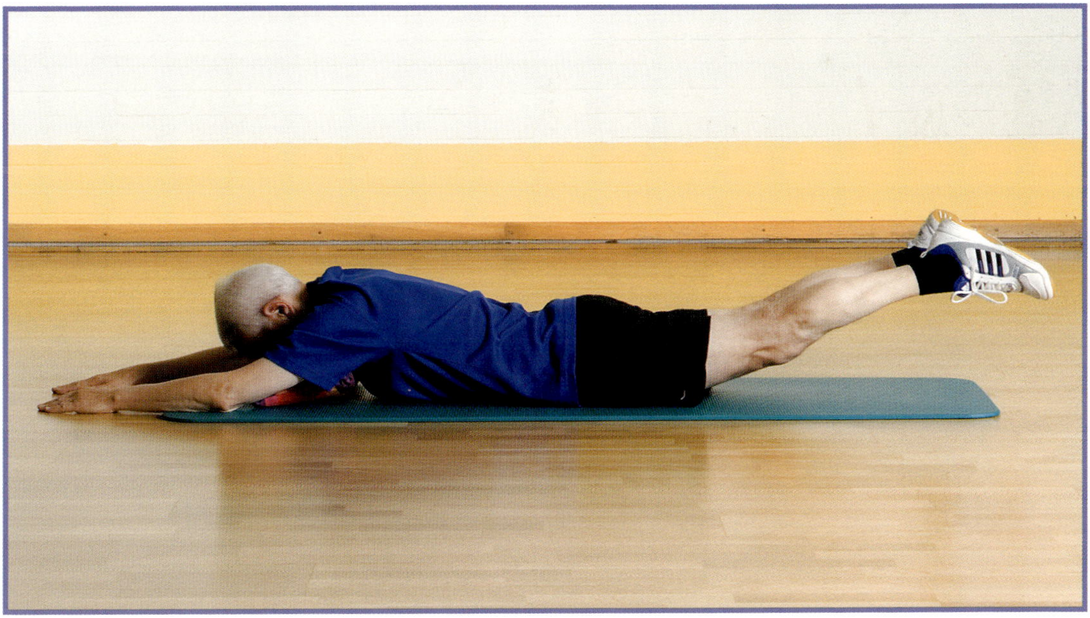

c) Arm- und Bein-Lift überkreuz

Legen Sie sich auf den Bauch, strecken Sie Arme und Beine aus. Spannen Sie die Bauchmuskeln an und heben Sie nun beim Ausatmen den rechten Arm und das linke Bein – nur ganz wenig – vom Boden ab. Entscheidend bei dieser Übung ist nicht, wie hoch Sie kommen, sondern dass Sie den gestreckten Arm und das gestreckte Bein maximal lang ausstrecken. Ihr Blick bleibt auf dem Boden gerichtet. Halten Sie die Endposition 1–2 Atemzüge lang, dann senken Sie Arm und Bein langsam wieder ab. Wechseln Sie dann zum linken Arm in Kombination mit dem rechten Bein. Je drei Wiederholungen.

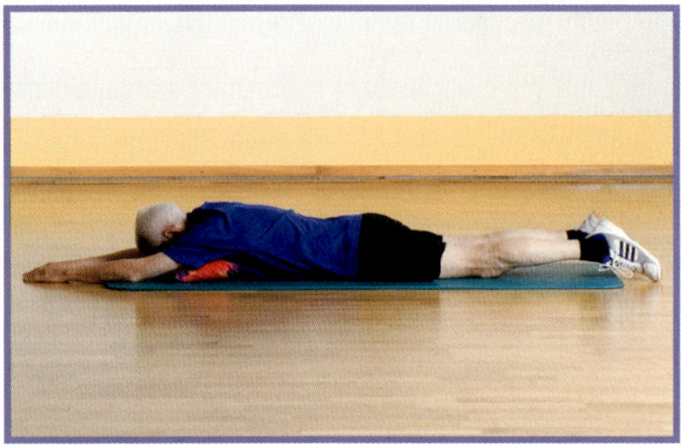

Wirkungs-schwerpunkt

→ **Gesäß und Rückenmuskulatur**

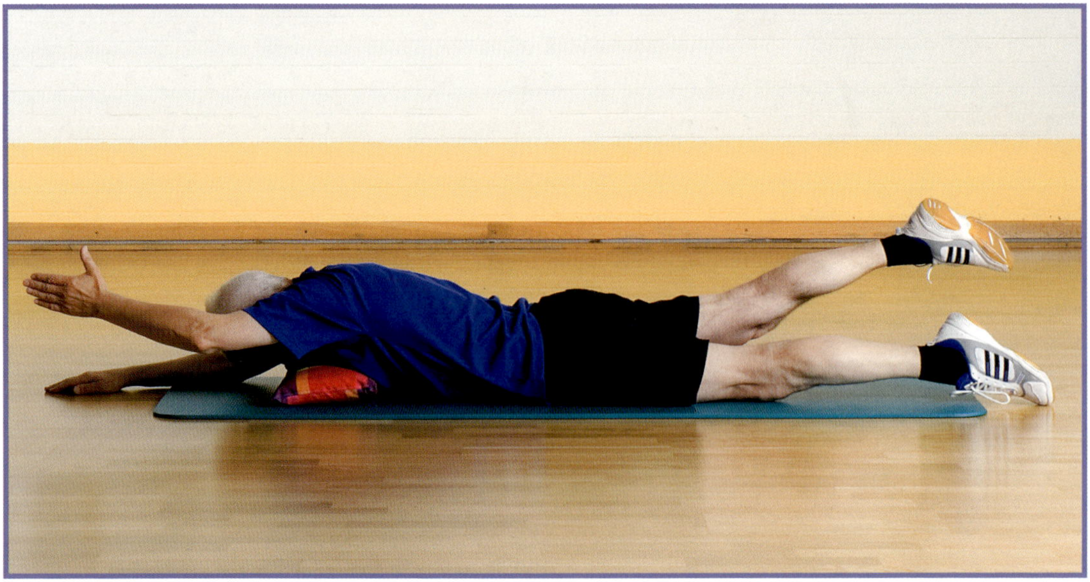

d) Arm- und Bein-Lift

Legen Sie sich auf den Bauch, strecken Sie Arme und Beine aus. Spannen Sie die Bauchmuskeln an und heben Sie nun beim Ausatmen Arme und Beine gleichzeitig etwas an. Ihr Blick bleibt auf dem Boden gerichtet. Halten Sie die Endposition 1–2 Atemzüge lang, dann senken Sie Arme und Beine langsam wieder ab. Acht Wiederholungen.

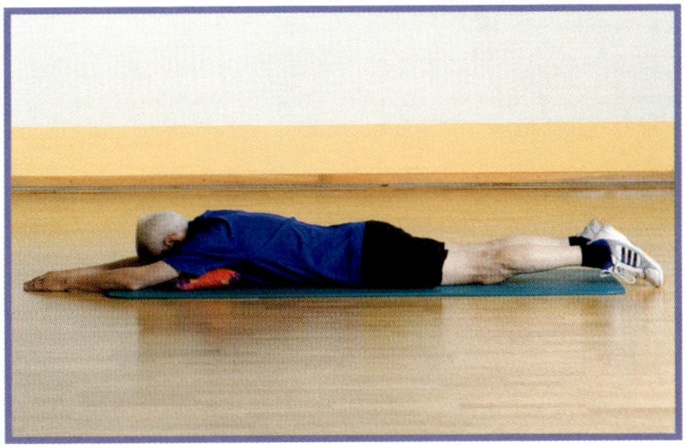

Wirkungsschwerpunkt

➜ **Gesäß und Rückenmuskulatur**

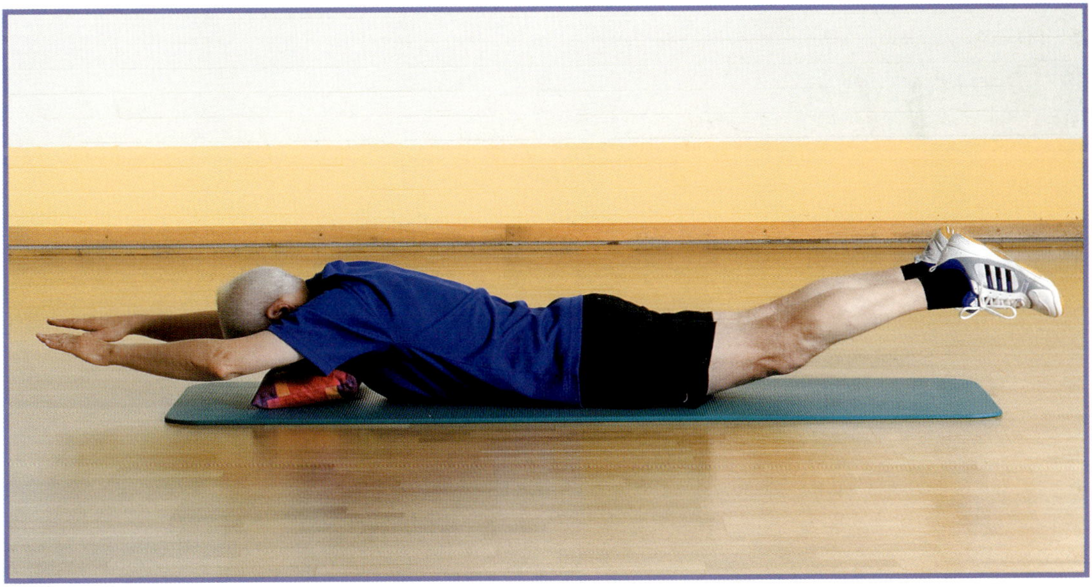

11. Das grosse U

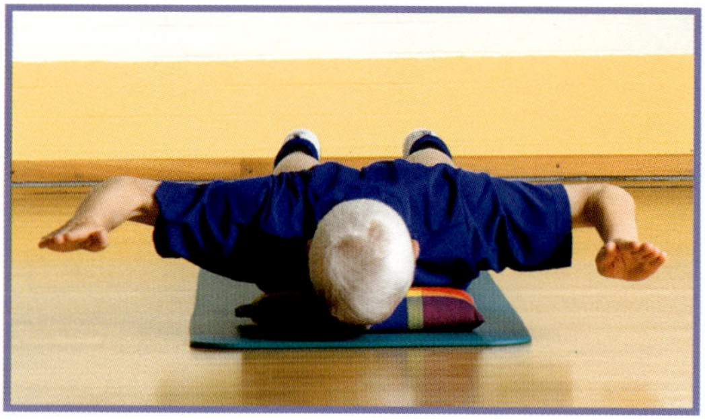

a) Legen Sie sich auf den Bauch, die Stirne auf Ihr Handtuch und beugen Sie die Ellbogen zur Seite im rechten Winkel. Heben Sie nun die Arme vom Boden bis über den Kopf so dass sie ein großes flaches „U" bilden. Halten Sie die Endposition 1–2 Atemzüge lang, dann senken Sie die Arme langsam wieder ab. Acht Wiederholungen.

b) Variante: machen Sie die Übung mit Hanteln in beiden Händen

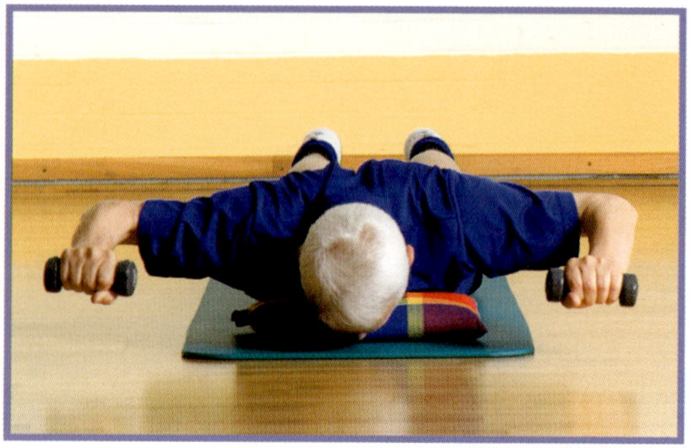

Wirkungs-schwerpunkt

→ **Rückenmuskulatur**

12. Rückendehnung

Knien Sie sich auf Ihre Unterlage und legen Sie den Oberkörper lang gestreckt ab. Versuchen Sie, mit den Händen so weit wie möglich nach vorne zu kommen, bei jedem Ausatmen ein kleines Stück weiter.

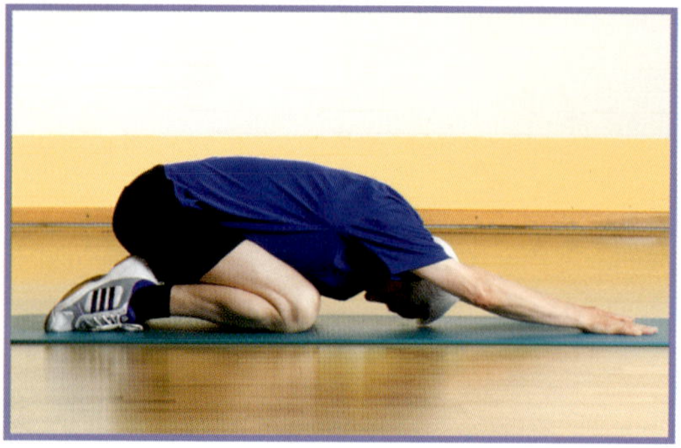

Wirkungs-schwerpunkt

→ **Rückenmuskulatur**

13. a) Seitliches Beinheben

Legen Sie sich auf Ihre linke Seite und legen Sie den Kopf auf Ihren (ausgestreckten) linken Arm. Strecken Sie Ihr Becken leicht nach vorne und stützen Sie sich mit dem rechten Arm am Boden ab. Ihr Unterarm sollte mit dem Oberarm etwa einen 90-Grad-Winkel bilden. Atmen Sie aus und heben Sie dabei das rechte Bein. Achten Sie darauf, dass der höchste Punkt des Fußes die Ferse ist. Halten Sie die Endstellung 1–2 Atemzüge lang und senken Sie das Bein wieder. Machen Sie dies fünf Mal. Dann wechseln Sie die Seiten und heben das linke Bein ebenfalls fünf Mal in dieser Weise an.

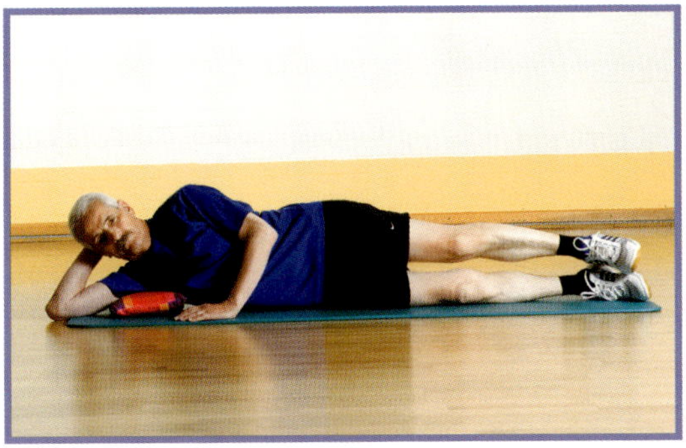

Wirkungs-schwerpunkt

➜ **Gesäß**

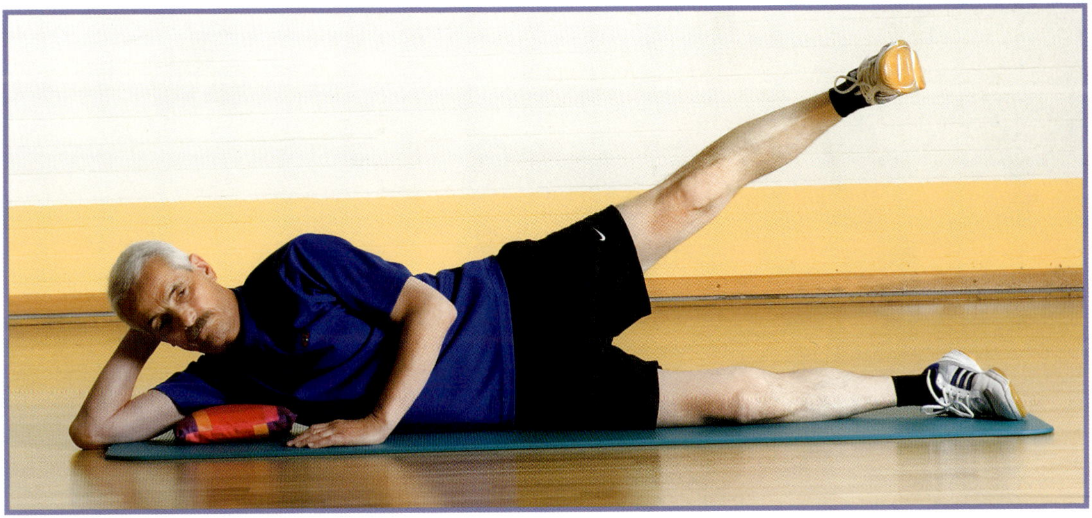

B) VARIANTE: SEITLICHER UNTERARMSTÜTZ

Stützen Sie Ihren Körper seitlich auf dem linken Ellbogen so ab, dass er vom Kopf bis zu den Füßen eine gerade Linie bildet. Treten Sie mit dem Außenrand Ihres Schuhs gegen den Boden. Dies hilft, Ihren Körper zu stabilisieren. Atmen Sie aus und heben Sie dabei das rechte Bein gerade gestreckt an. Achten Sie darauf, dass der höchste Punkt des Fußes die Ferse ist. Der Körper wird nur von Unterarm und linkem Fuß berührt. Halten Sie die Endstellung 1–2 Atemzüge lang und senken Sie das Bein wieder. Führen Sie dies fünf Mal durch; dann wechseln Sie die Seiten und heben das linke Bein in gleicher Weise ebenfalls fünf Mal an.

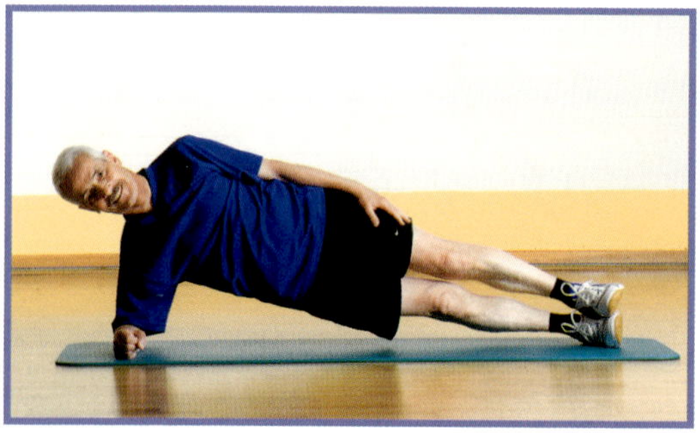

Wirkungsschwerpunkt

→ **Schräge und seitliche Bauchmuskulatur, Gesäß**

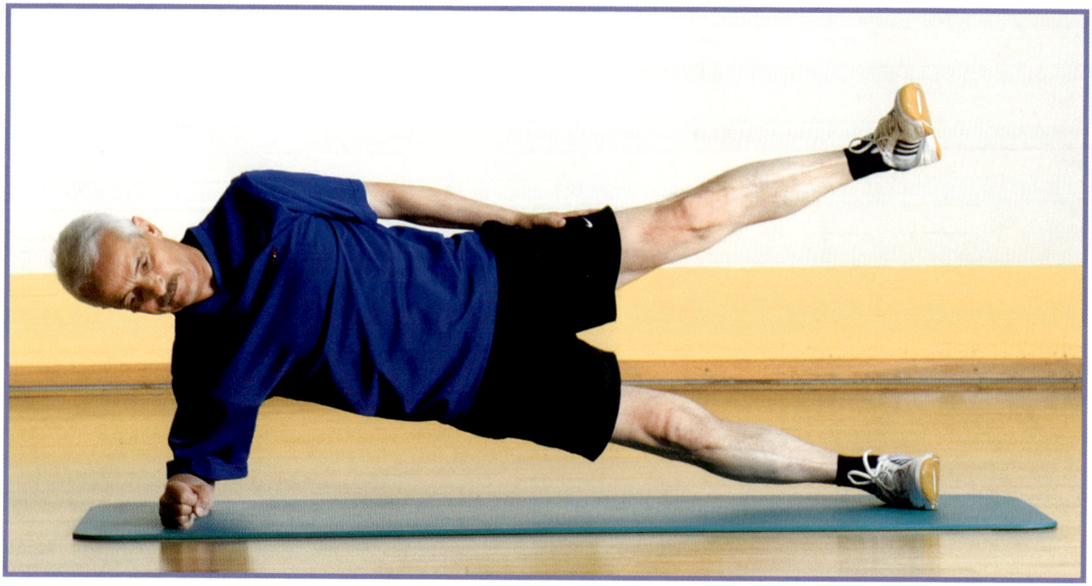

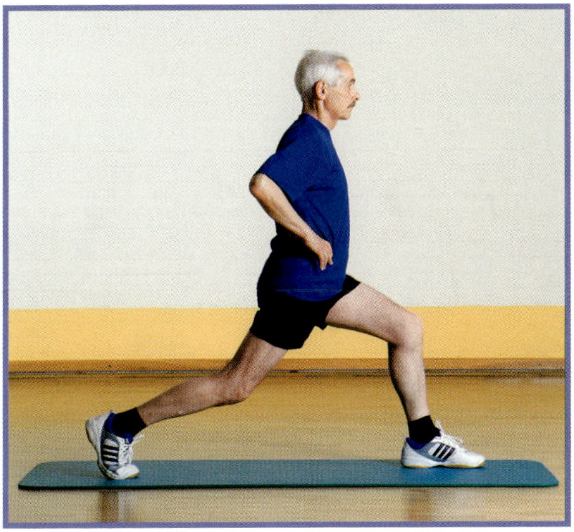

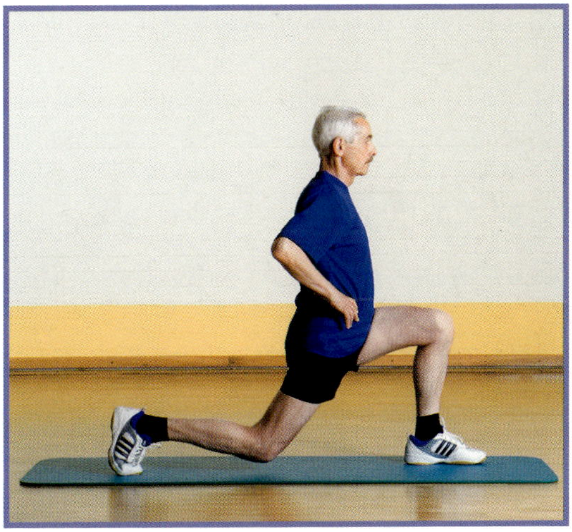

14. a) Kniebeuge/Einbein-Kniebeuge

Stellen Sie sich locker hin, legen Sie die Hände an die Hüften und machen Sie mit dem linken Bein einen Schritt nach vorn. Der Rücken bleibt gerade. Verlagern Sie das Körpergewicht auf das linke Bein. Atmen Sie aus und senken Sie währenddessen das rechte Knie zum Boden bis es ihn berührt. Die Ferse des linken Beins bleibt dabei ebenfalls am Boden. Halten Sie diese Position 1–2 Atemzüge lang und richten Sie sich dann wieder auf. Führen Sie die Übung insgesamt zehn Mal durch und wiederholen Sie sie anschließend zehn Mal mit dem anderen Bein.

b) Variante: mit Hanteln

Führen Sie die Übung in gleicher Weise wie unter a) durch mit dem Unterschied, dass Sie die Arme mit je einer Hantel in den Händen vor den Körper halten.

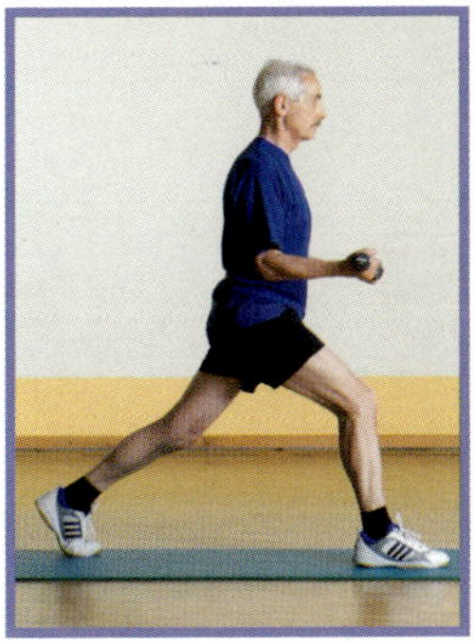

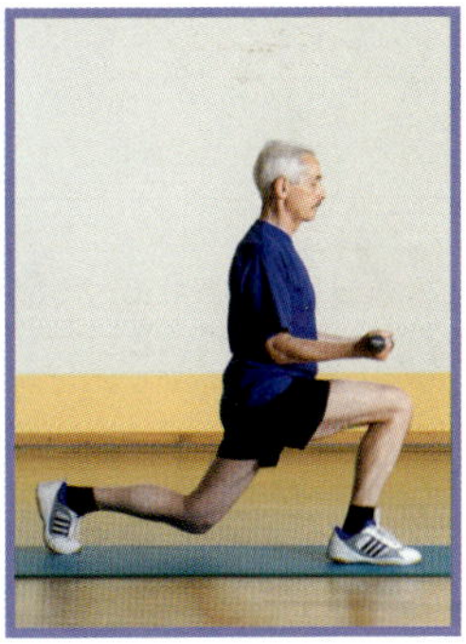

Wirkungsschwerpunkt

➜ **Oberschenkel, Gesäß**

15. Bein-Lift (nach vorne)

Setzen Sie sich mit ausgestreckten Beinen auf den Boden und halten Sie den Rücken möglichst gerade. Atmen Sie aus und heben Sie dabei das rechte Bein an so weit es Ihnen möglich ist. Halten Sie die Endstellung 1–2 Atemzüge lang und senken Sie das Bein wieder. Führen Sie dies fünf Mal durch; dann wechseln Sie die Seiten und heben das linke Bein in gleicher Weise ebenfalls fünf Mal an.

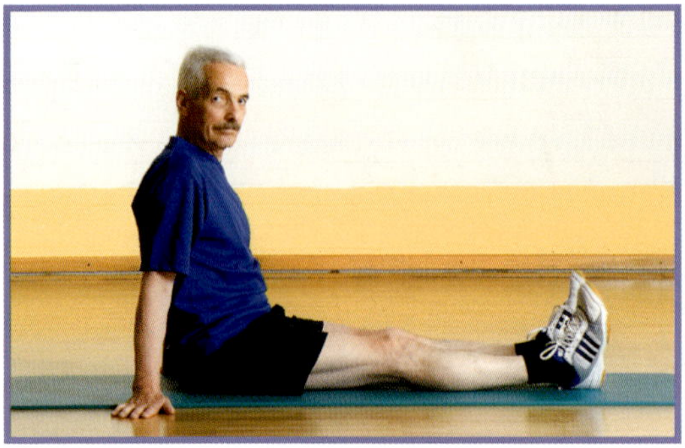

Wirkungs-schwerpunkt

→ **Gerader Schenkelmuskel**

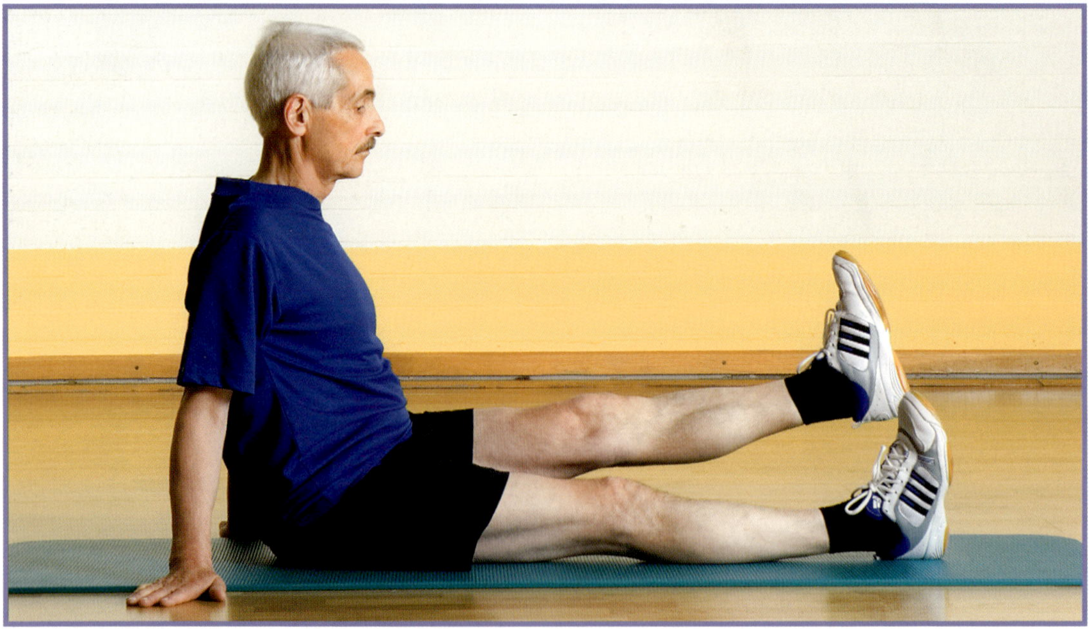

16. Bein-Lift (nach hinten)

Stellen Sie sich hinter den Stuhl und stützen Sie sich mit den Ellbogen auf der Lehne ab, so dass der Oberkörper nahezu horizontal ist. Atmen Sie aus und heben sie Ihr rechtes Bein bis in Höhe der Hüfte an, während Ihr Standbein leicht gebeugt bleibt. Halten Sie die Endstellung 1–2 Atemzüge lang und senken Sie das Bein wieder. Führen Sie dies fünf Mal durch; dann wechseln Sie die Seiten und heben das linke Bein in gleicher Weise ebenfalls fünf Mal an.

Wirkungs-
schwerpunkt

→ **Gesäßmuskulatur**

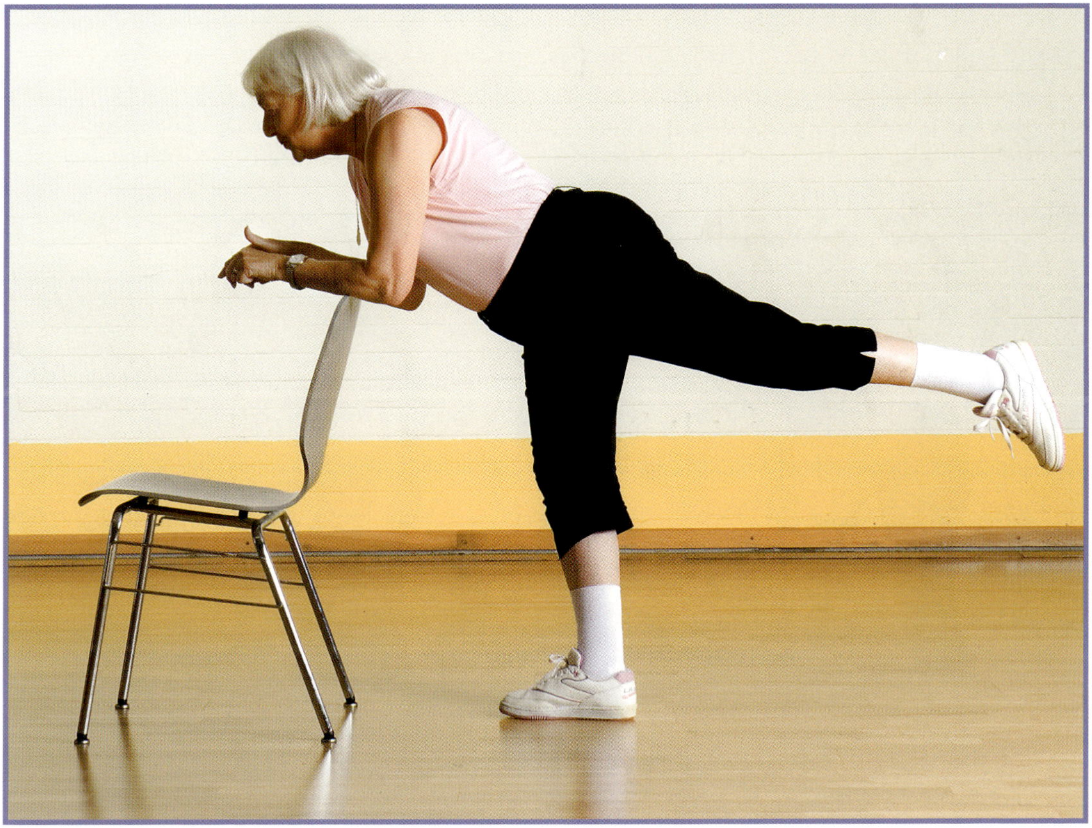

17. A) FERSEN-LIFT

Stellen Sie sich hinter den Stuhl, die Beine etwa schulterbreit auseinander. Halten Sie sich an der Lehne fest. Atmen Sie aus und drücken Sie gleichzeitig langsam die Fersen hoch, so dass Sie auf den Fußballen zu stehen kommen. Spannen Sie die Wade an. Halten Sie die Endstellung 1–2 Atemzüge lang und senken Sie die Fersen wieder. Acht Wiederholungen.

Wirkungs-schwerpunkt

→ **Wadenmuskeln**

B) VARIANTE: FERSEN-LIFT, EINSEITIG

Stellen Sie sich wieder hinter den Stuhl, die Beine etwa schulterbreit auseinander. Halten Sie sich mit der linken Hand an der Lehne fest und winkeln Sie gleichzeitig das linke Bein leicht an. Die rechte Hand hängt locker an Ihrer Seite. Atmen Sie aus und drücken Sie gleichzeitig langsam die rechte Ferse hoch, so dass Sie auf den Fußballen zu stehen kommen. Spannen Sie die Wade an. Halten Sie die Endstellung 1–2 Atemzüge lang und senken Sie die Fersen wieder. Wechseln Sie die Seiten. Je acht Wiederholungen.

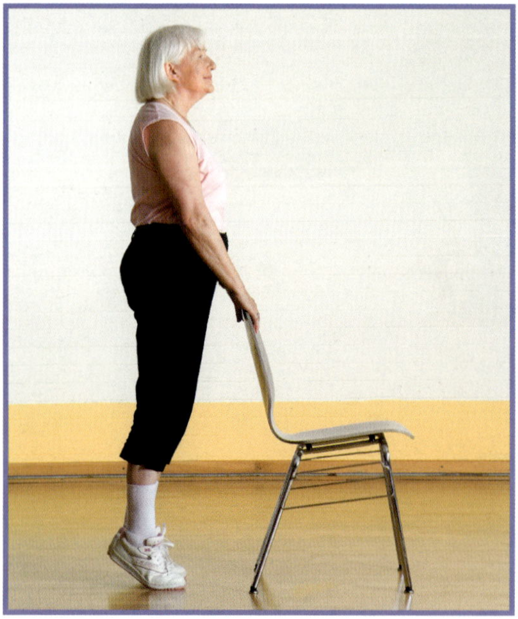

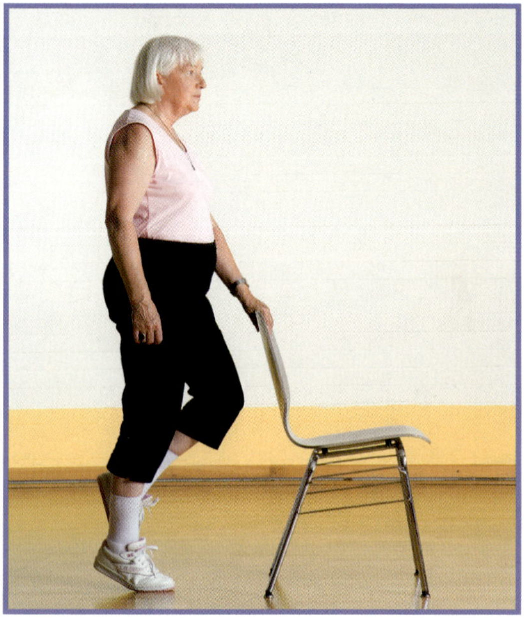

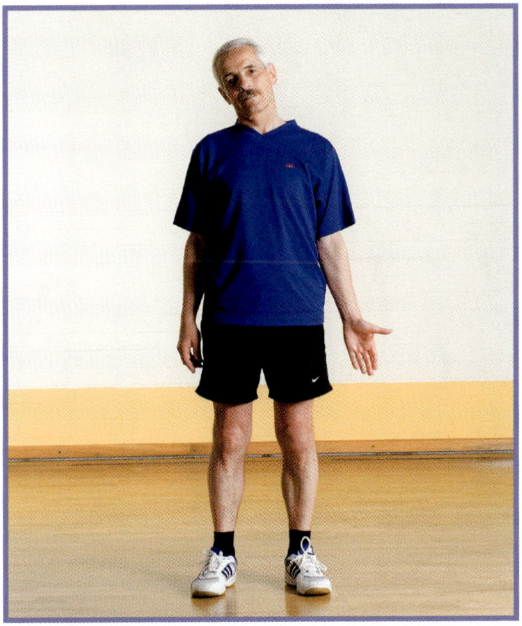

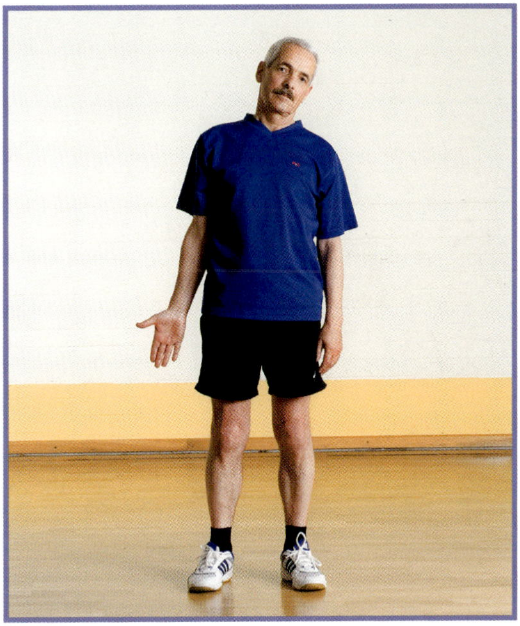

Cool Down mit Dehnen:

Ganz allgemein zum Dehnen: Gehen Sie ganz langsam in die Dehnposition und stoppen Sie die Bewegung vor der Schmerzgrenze. Eine Dehnung sollte ein leichtes Ziehen bewirken, aber keinen Schmerz auslösen. Halten Sie diese Endposition dann einige Sekunden lang und lassen Sie ebenso langsam wieder los. Kein Wippen, kein Federn! Atmen Sie während der Dauer der Übung locker und ruhig ein und aus und vermeiden Sie Pressatmung. Richten Sie Ihre Aufmerksamkeit auf den zu dehnenden Muskel und nehmen Sie wahr, wie er angenehm in die Länge gezogen wird, wie Verspannungen sich lösen können und wie der Muskel mehr und mehr mit Sauerstoff versorgt wird.

1. Dehnen des Nackens

a) Stellen Sie sich mit geradem Rücken locker hin, die Beine etwa schulterbreit auseinander, und lassen Sie die Arme hängen. Senken Sie den Kopf langsam nach rechts und ziehen Sie gleichzeitig die linke Schulter nach unten. Nun sollten Sie eine Dehnung in der linken Seite des Nackens spüren. Halten Sie in der Endposition kurz an; richten Sie dann den Kopf wieder auf und lockern Sie die linke Schulter. Dehnen Sie dann die andere Seite.

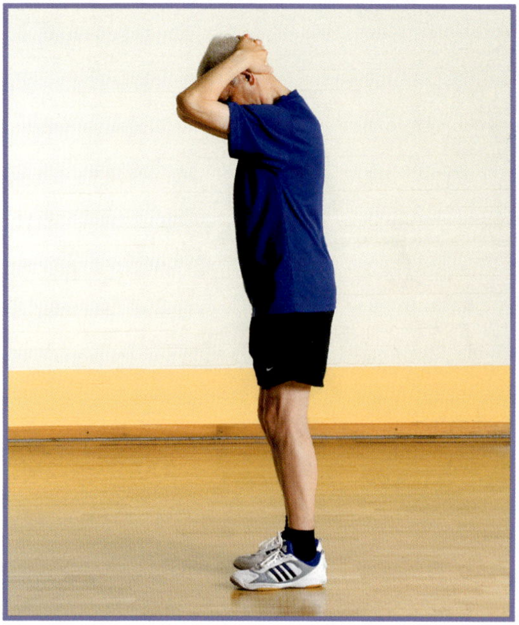

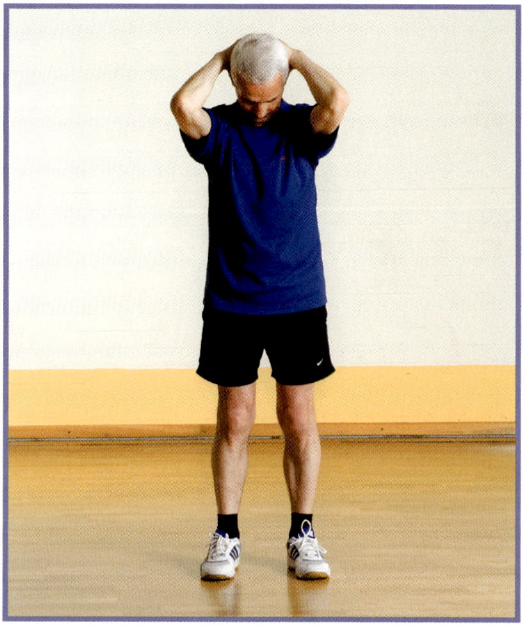

b) Stellen Sie sich wieder mit geradem Rücken locker hin, die Beine etwa schulterbreit auseinander und fassen Sie mit den Hände hinter Ihren Kopf. Ziehen Sie dann den Kopf langsam nach vorne bis Sie eine Dehnung im Nacken spüren. Das Kinn sinkt dabei in Richtung Brustbein. Halten Sie in der Endposition kurz an; richten Sie dann den Kopf wieder auf und wiederholen sie.

c) Übungsvariante im Sitzen:

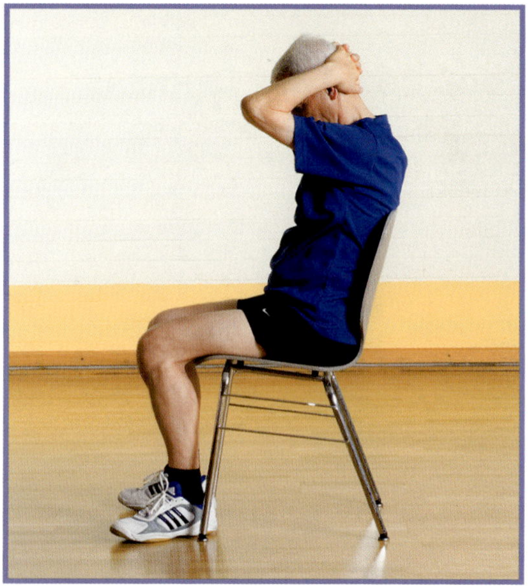

2. Brustdehnung

Wie beim Aufwärmen. Acht Wiederholungen, die Arme dabei zwischendurch nicht absenken.

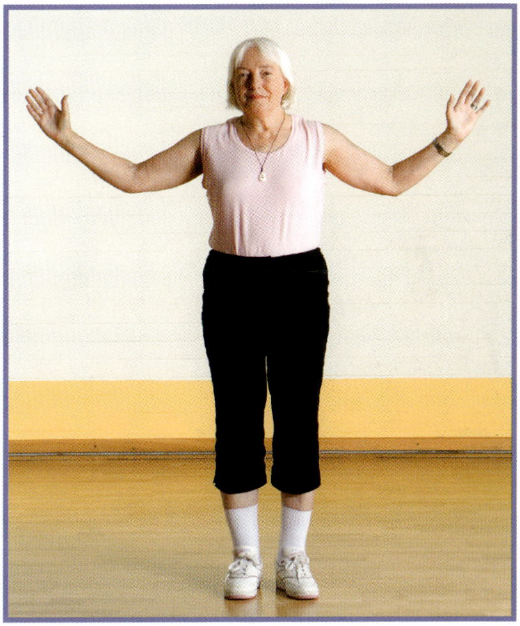

3. Umarmung

Stellen Sie sich wieder mit leicht, etwas über schulterbreit gegrätschten Beinen hin und greifen Sie mit dem linken Arm über die Brust. Legen Sie die linke Hand über die rechte Schulter. Nun greifen Sie mit der rechten Hand den linken Ellbogen und ziehen Sie den linken Arm näher zur Brust. Bleiben Sie 1–2 Atemzüge lang in dieser Haltung und spüren Sie die Dehnung in Ihrem linken hinteren Oberarm. Wiederholen Sie die Übung mit dem anderen Arm.

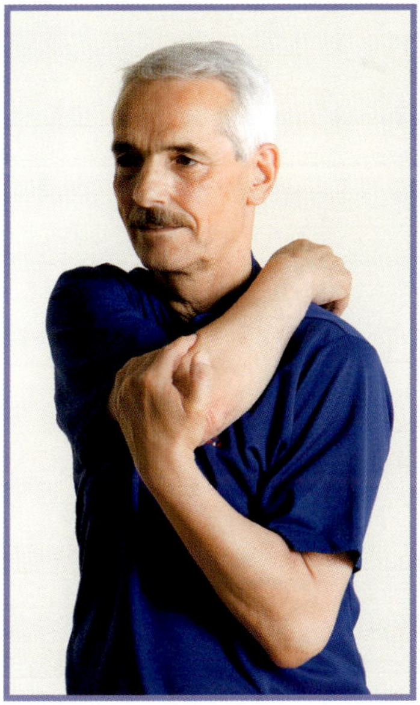

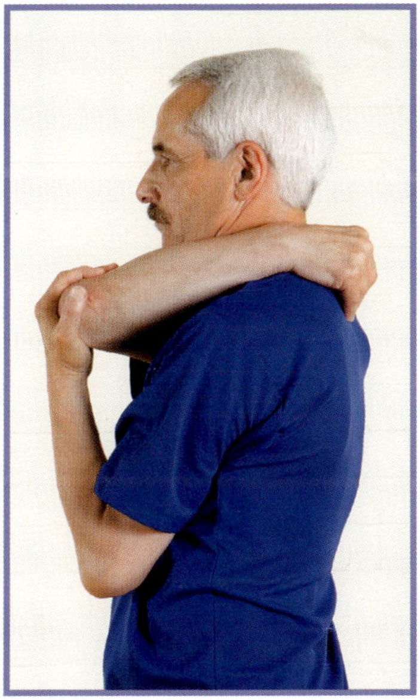

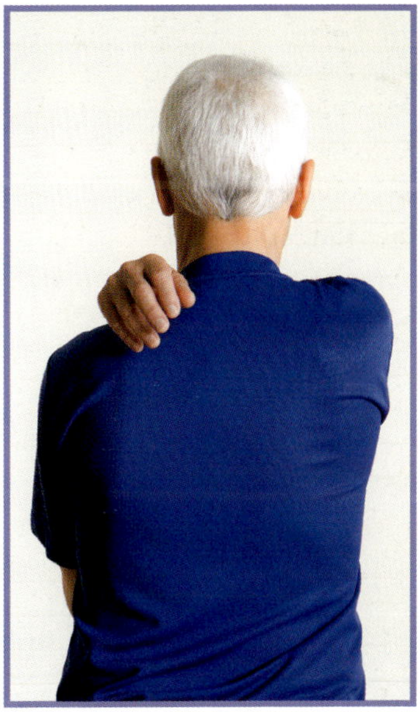

4. Arm- und Schulterdehnung (hinten)

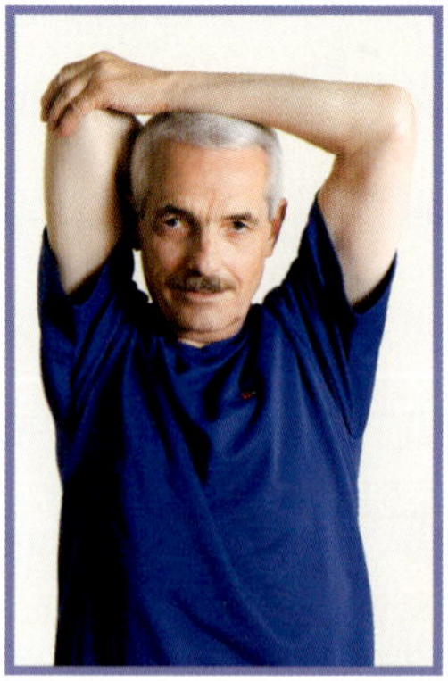

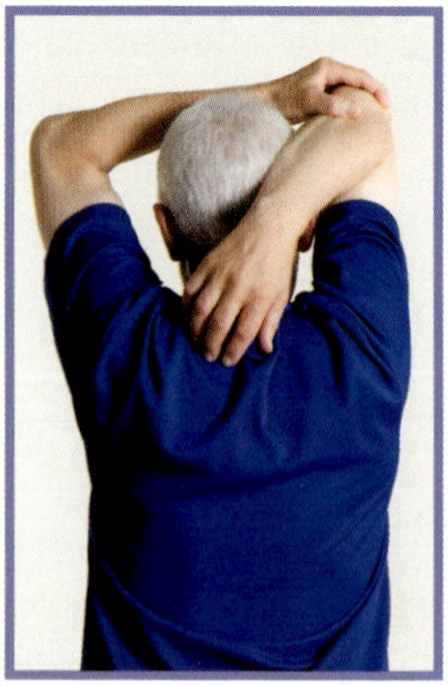

Stellen Sie sich wieder mit leicht, etwas über schulterbreit gegrätschten Beinen hin und legen Sie die linke Hand hinter den Kopf zwischen die Schulterblätter. Greifen Sie so weit es geht schulterabwärts. Mit der rechten Hand drücken Sie den linken Ellbogen – behutsam! – weiter nach hinten unten. Bleiben Sie 1–2 Atemzüge lang in der Endposition und spüren Sie die Dehnung in Ihrem linken hinteren Oberarm. Wiederholen Sie die Übung mit dem anderen Arm.

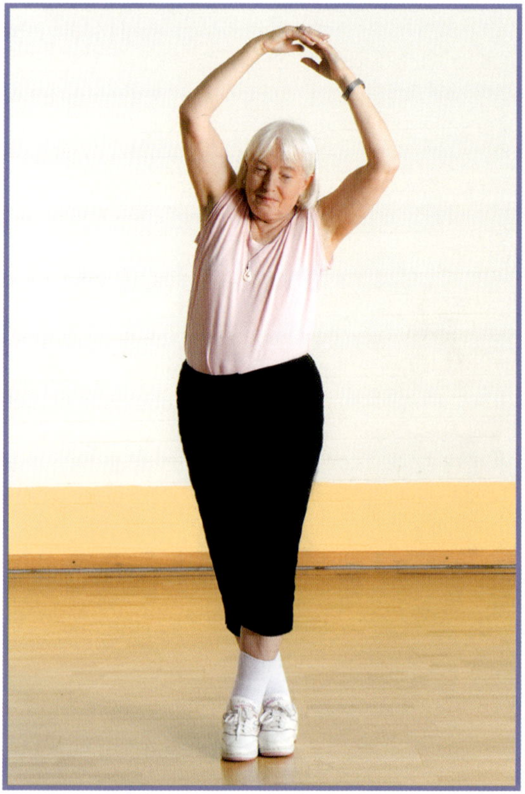

5. Rumpfdrehen

a) Stellen Sie sich wieder mit leicht, etwas über schulterbreit gegrätschten Beinen hin. Kreuzen Sie das linke vor das rechte Bein und strecken Sie die Arme nach oben, die Hände ineinandergelegt. Neigen Sie den Oberkörper zur linken Seite hin; führen Sie die Hände schräg nach oben und schieben Sie das Becken gleichzeitig zur entgegengesetzten Seite bis Sie eine Dehnung auf der Außenseite Ihres Rumpfes spüren. Wiederholen Sie die Übung dann mit der anderen Seite. Pro Seite je vier Wiederholungen.

b) Stellen Sie sich wieder mit leicht, etwas über schulterbreit gegrätschten Beinen hin und drehen Sie Kopf und Schultern so weit wie es Ihnen möglich ist nach links hinten. Lassen Sie dabei die Arme frei mitdrehen. Halten Sie die Endposition kurz und wiederholen Sie die Übung dann mit der anderen Seite. Pro Seite je vier Wiederholungen.

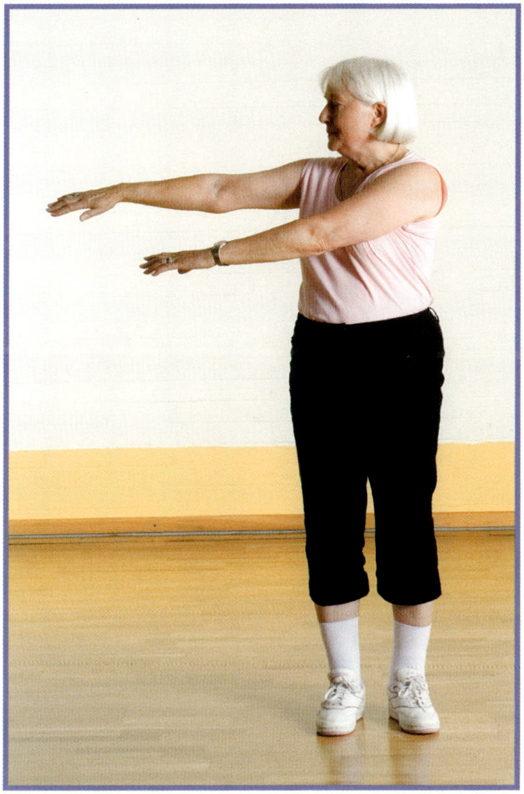

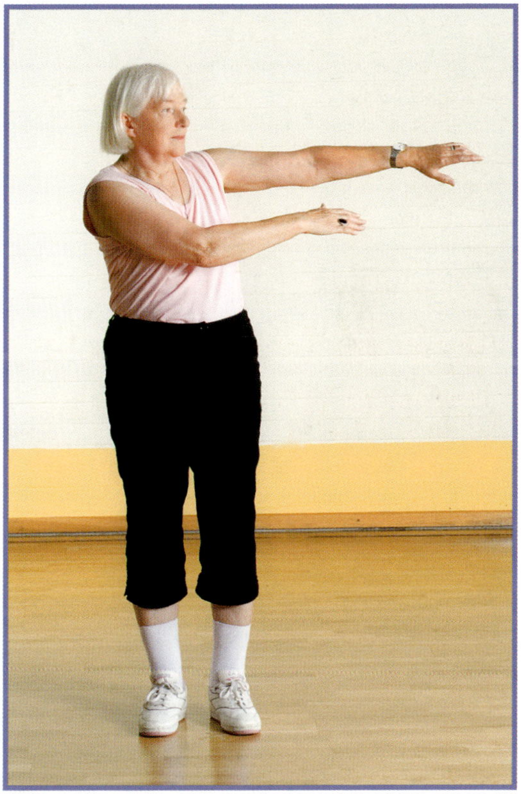

6. Knie umarmen

Stellen Sie sich mit aufrechtem Rücken locker hin und heben Sie das linke Knie an die Brust. Atmen Sie dabei ruhig weiter und ziehen Sie das Knie mit den Armen eng an den Körper. Gehen Sie mit dem so gedehnten Bein einen Schritt vorwärts und machen Sie die Übung mit dem anderen Bein. Pro Seite je vier Wiederholungen.

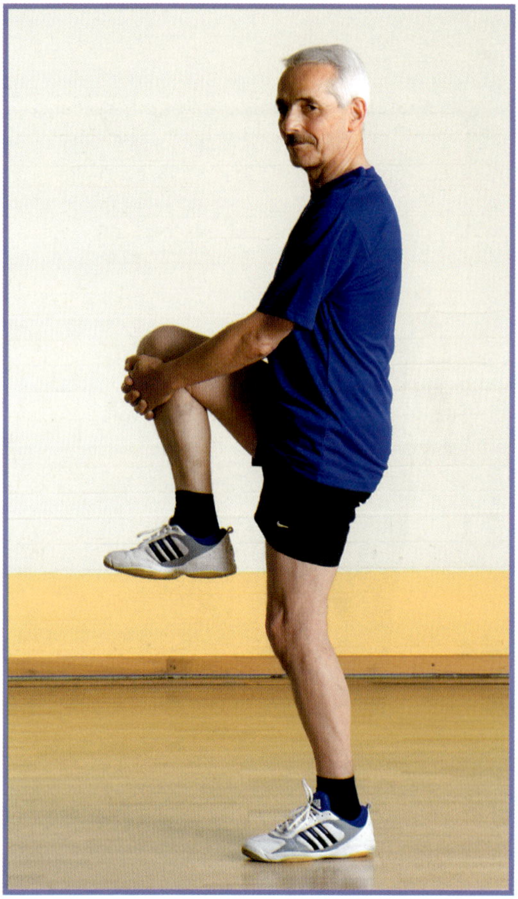

7. Überkreuz: Knie zum Ellbogen

Wie beim Aufwärmen. Pro Seite je vier Wiederholungen.

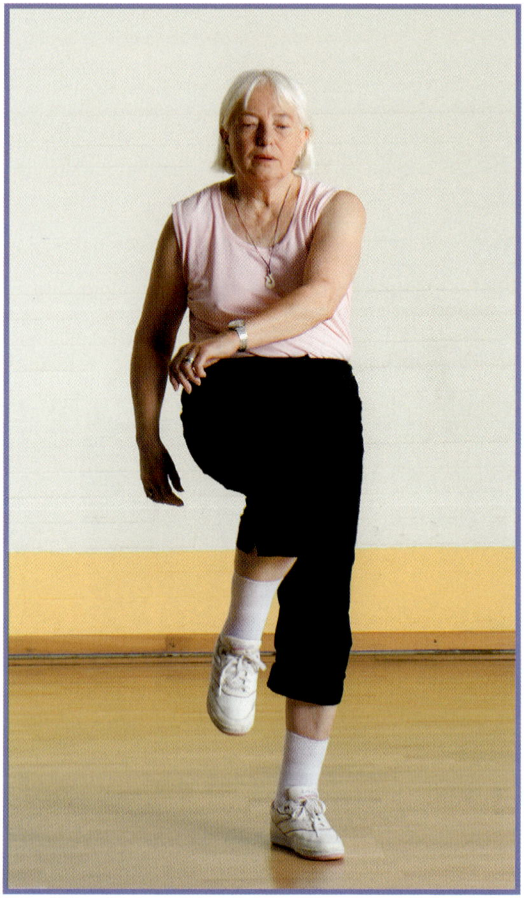

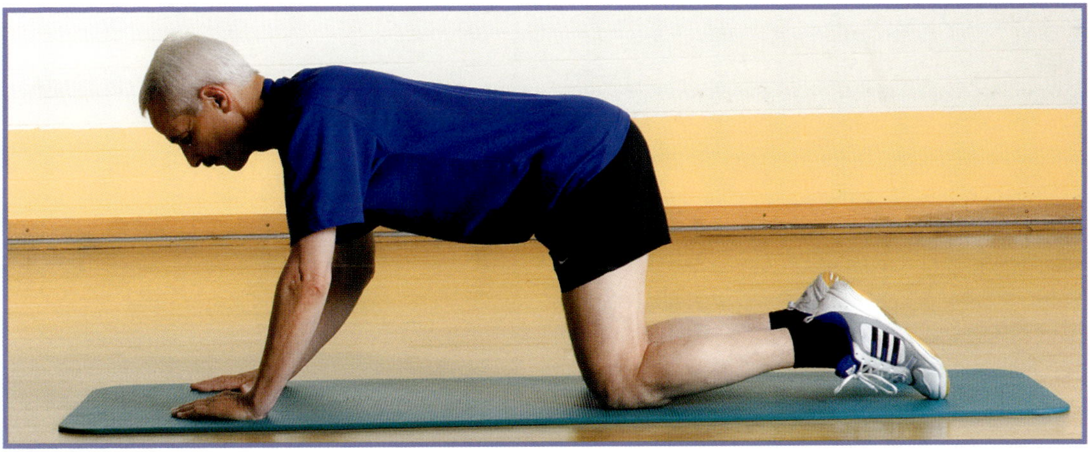

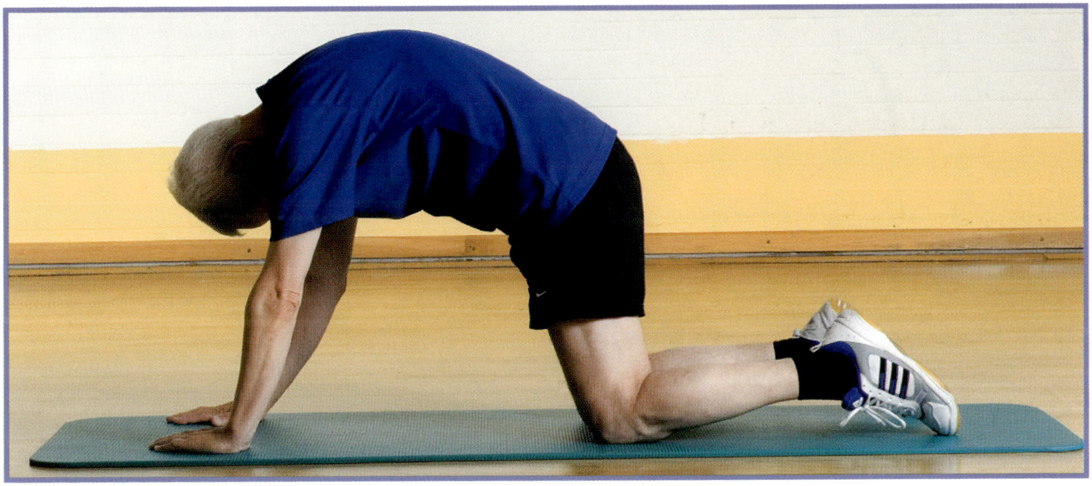

8. Katzenbuckel

Nehmen Sie den Vierfüßlerstand ein, Arme und Oberschenkel in etwa senkrecht zum Boden gestellt. Atmen Sie aus und machen Sie einen Katzenbuckel, indem Sie sich vorstellen, den Bauchnabel in Richtung Zimmerdecke zu ziehen. Atmen Sie locker ein und aus, den Kopf ganz entspannt hängen lassend. Bei jedem Ausatmen stellen Sie sich vor, dass sich der Nabel ein kleines Stück weiter in Richtung Zimmerdecke bewegt. Acht Mal wiederholen.

9. Spreizsitz

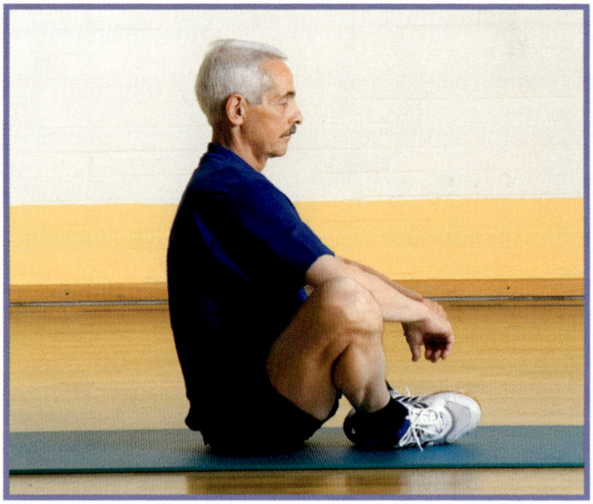

Setzen Sie sich mit geradem Rücken auf den Boden, winkeln Sie die Knie stark an, so dass Sie die Fußsohlen aneinander legen können. Fassen Sie Ihre Fußgelenke mit beiden Händen und legen Sie die Ellbogen oberhalb der Knie an die Oberschenkel. Atmen Sie aus und drücken Sie dabei mit den Unterarmen die Beine so auseinander, dass Sie die Dehnung in den Oberschenkelinnenseiten spüren. Atmen Sie weiter ein und aus und drücken Sie bei jedem Ausatmen die Beine sachte ein kleines Stück weiter auseinander. Vier Mal wiederholen.

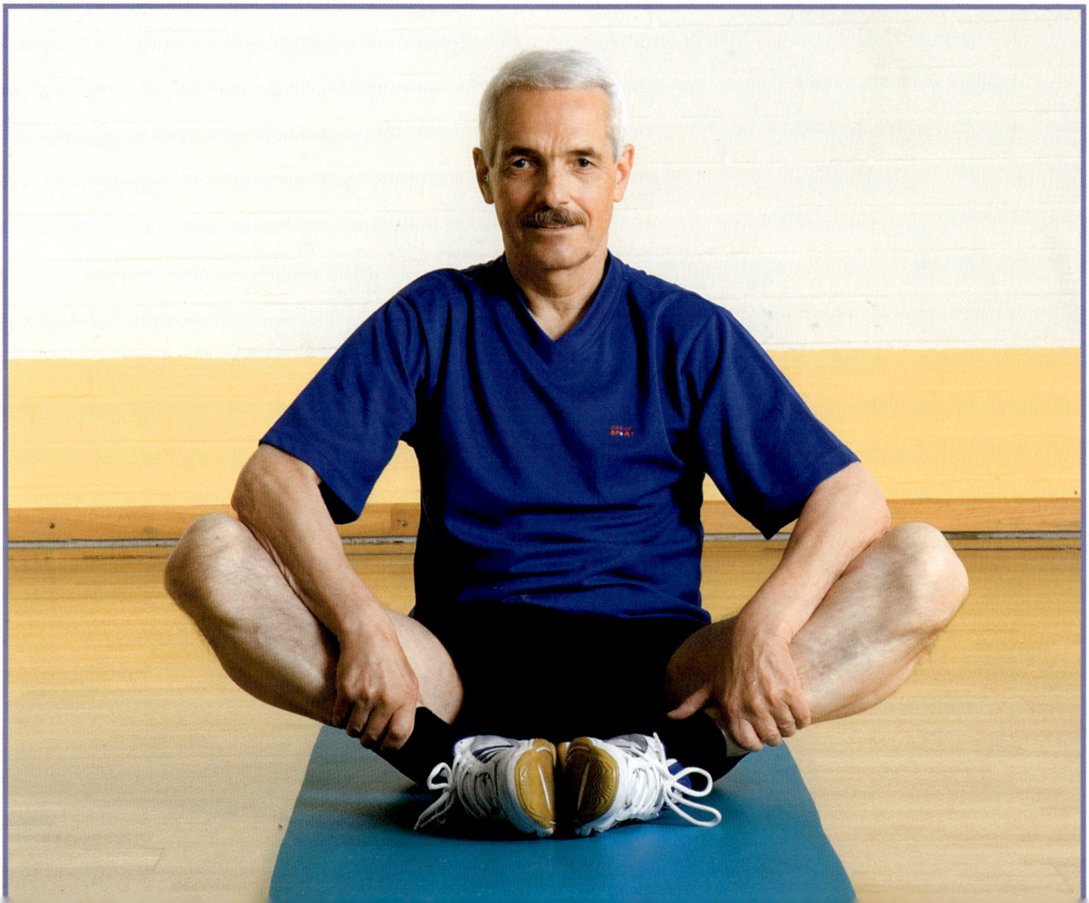

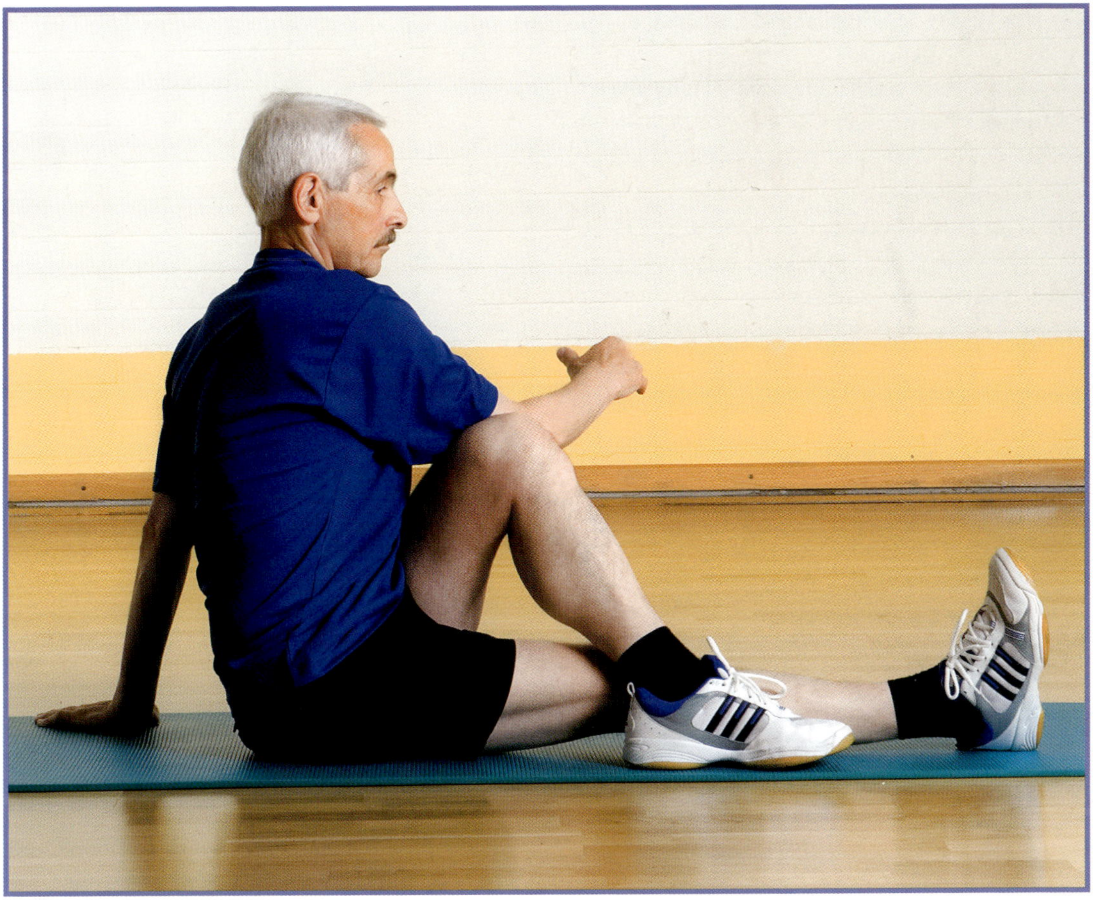

10. Drehsitz

Setzen Sie sich mit geradem Rücken und gestreckten Beinen auf den Boden. Stützen Sie sich nun mit der linken Hand seitlich am Boden ab und führen Sie gleichzeitig das linke Bein gebeugt über das gestreckte rechte Bein, so dass der Fuß in Höhe des rechten Knies zum Stehen kommt. Atmen Sie aus und drücken Sie dann mit dem rechten Arm den Oberschenkel diagonal zum Körper, bis Sie eine Dehnung in der Gesäßmuskulatur spüren. Atmen Sie einige Male ein und aus und drücken Sie bei jedem Ausatmen den Arm etwas mehr auf den Oberschenkel. Wiederholen Sie die Übung mit der anderen Körperseite. Je Körperseite zwei Wiederholungen.

11. Hinteren Oberschenkel dehnen

Legen Sie sich auf den Rücken und umfassen Sie mit den Händen den rechten Oberschenkel. Atmen Sie langsam aus und ziehen Sie ihn währenddessen nach oben und näher zum Körper hin – so weit wie es Ihnen möglich ist. Halten Sie dabei das linke Bein gestreckt am Boden. Atmen Sie einige Male ein und aus und ziehen Sie bei jedem Ausatmen den Oberschenkel etwas mehr zum Körper hin. Spüren Sie die Dehnung im Oberschenkel, den Waden und dem Gesäß. Wiederholen Sie die Übung mit der anderen Körperseite. Je Körperseite zwei Wiederholungen.

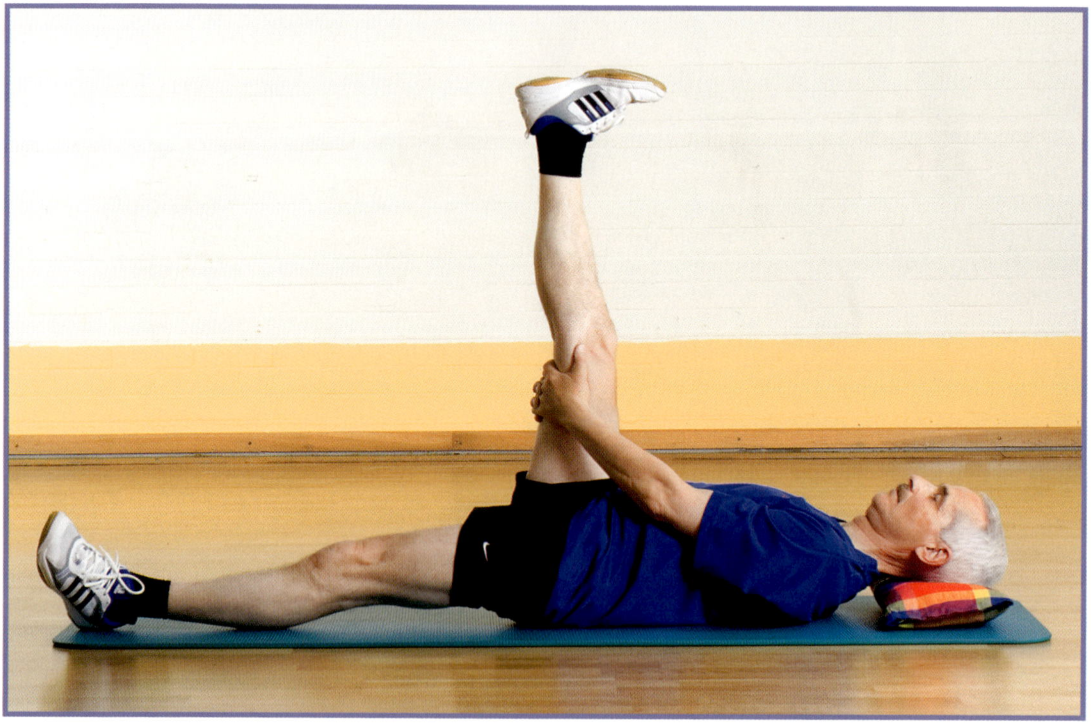

12. Hinteren Oberschenkel und Rücken dehnen

Setzen Sie sich mit geradem Rücken und gestreckten Beinen auf den Boden. Neigen Sie sich nach vorn und umfassen Sie mit den Händen Ihre Unterschenkel. Atmen Sie aus und ziehen Sie langsam den Oberkörper zu den Beinen. Halten Sie den Rücken dabei so gerade wie möglich; beugen Sie also mehr aus der Hüfte heraus. Atmen Sie einige Male ein und aus und ziehen Sie bei jedem Ausatmen den Oberkörper etwas mehr zu den Beinen hin. Spüren Sie die Dehnung im Oberschenkel, den Waden und dem Gesäß. Zwei Wiederholungen.

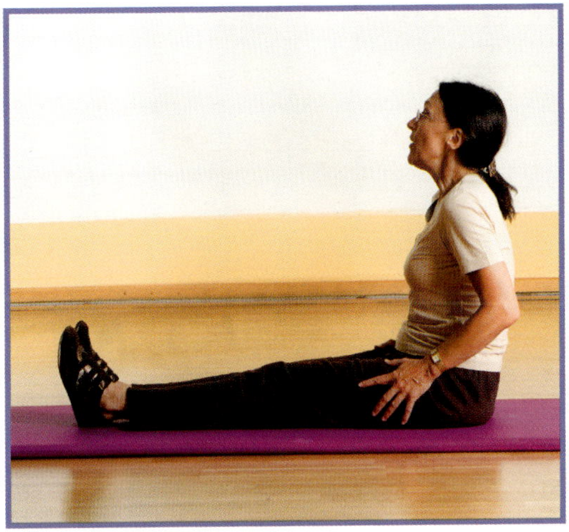

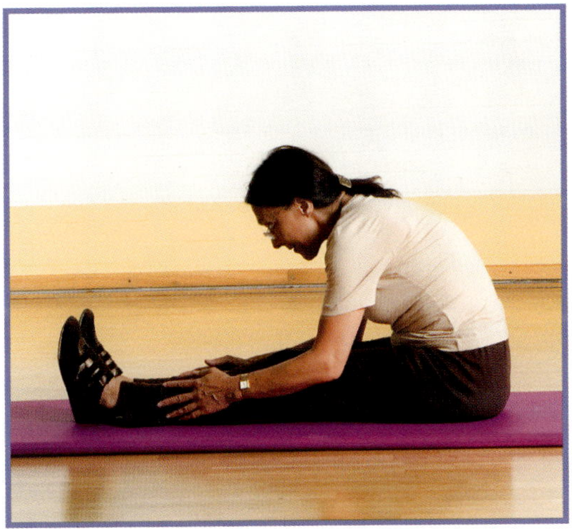

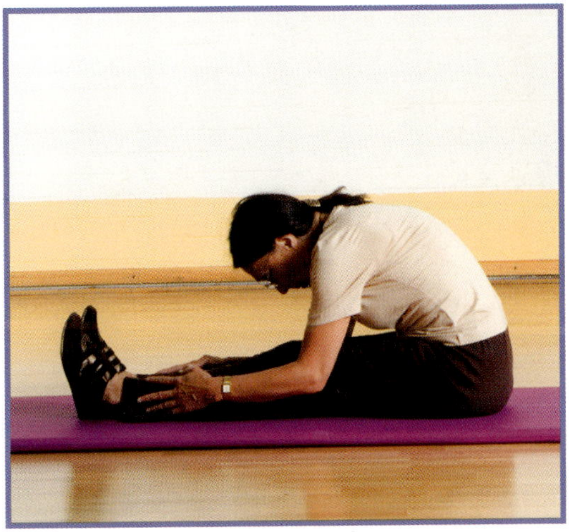

13. Gesässmuskeln dehnen

Legen Sie sich auf den Rücken und legen Sie die Arme ausgestreckt zur Seite. Halten Sie Ihr rechtes Bein gestreckt und beugen Sie das linke rechtwinklig an. Atmen Sie langsam aus und führen Sie währenddessen das gebeugte linke Bein langsam über das gestreckte rechte bis Sie ein Ziehen im Gesäß spüren. Atmen Sie einige Male ein und aus und führen Sie bei jedem Ausatmen das gebeugte linke Bein etwas weiter in Richtung Boden. Spüren Sie das Ziehen im Gesäß. Wiederholen Sie die Übung mit der anderen Körperseite. Je Körperseite zwei Wiederholungen.

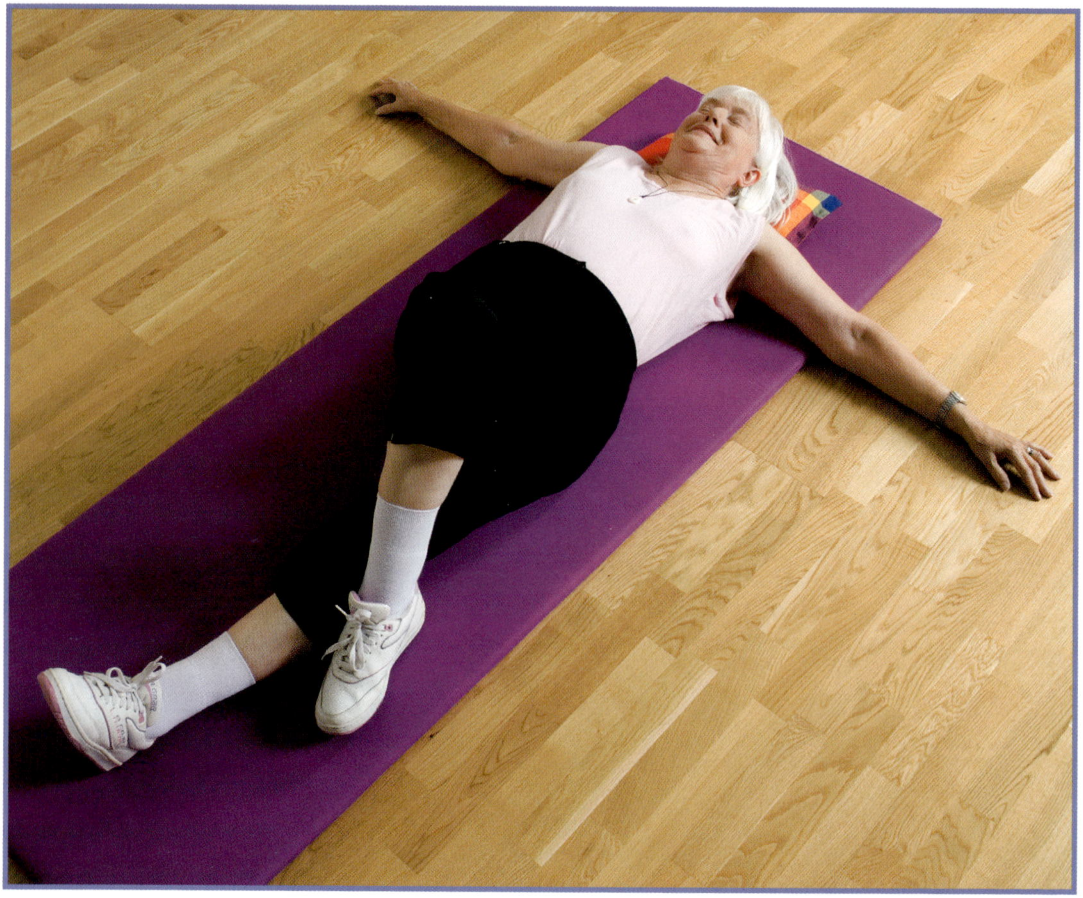

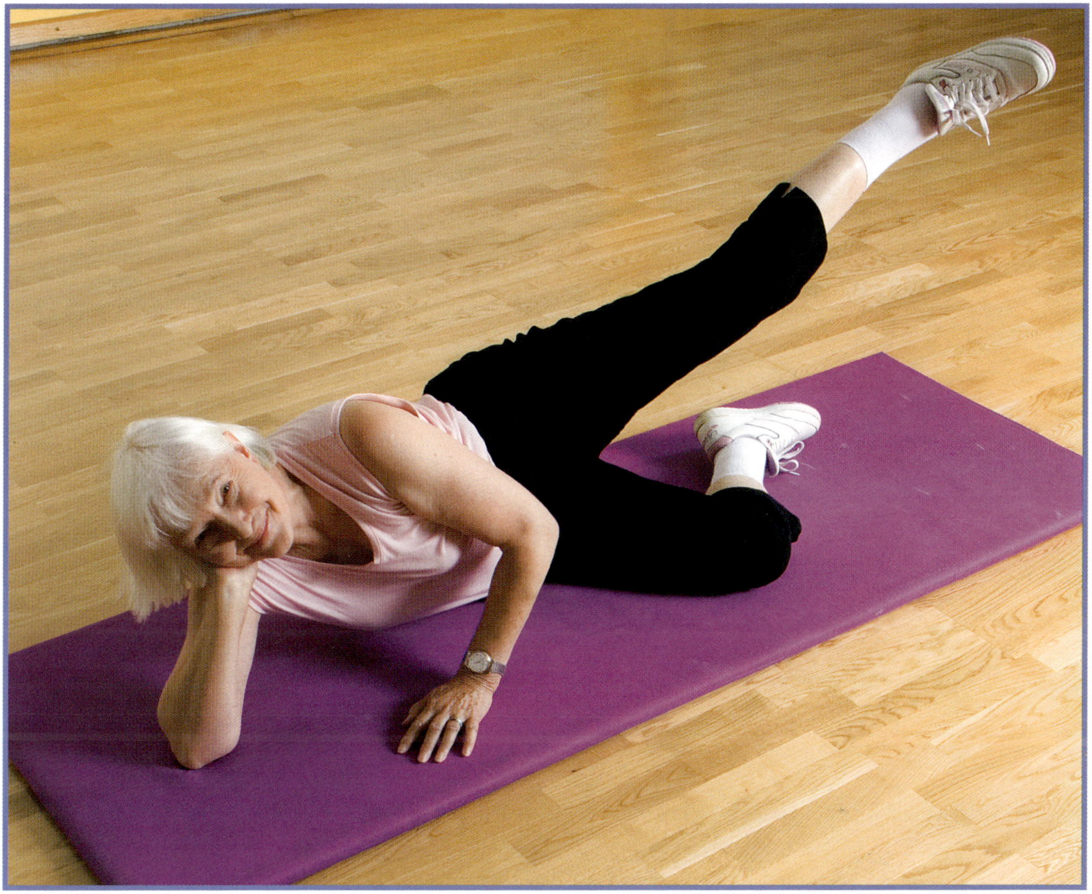

14. Oberschenkelinnenseite dehnen

Legen Sie sich auf die linke Seite, winkeln sie Ihren linken Arm an und stützen Sie den Kopf auf. Mit dem rechten Arm stützen Sie sich vor dem Körper in Höhe des Magens ab. Atmen Sie aus und heben Sie Ihr rechtes Bein so weit es Ihnen möglich ist. Halten Sie die Spannung 1–2 Atemzüge lang und senken Sie das Bein wieder. Wiederholen Sie die Übung mit der anderen Körperseite. Je Körperseite zwei Wiederholungen.

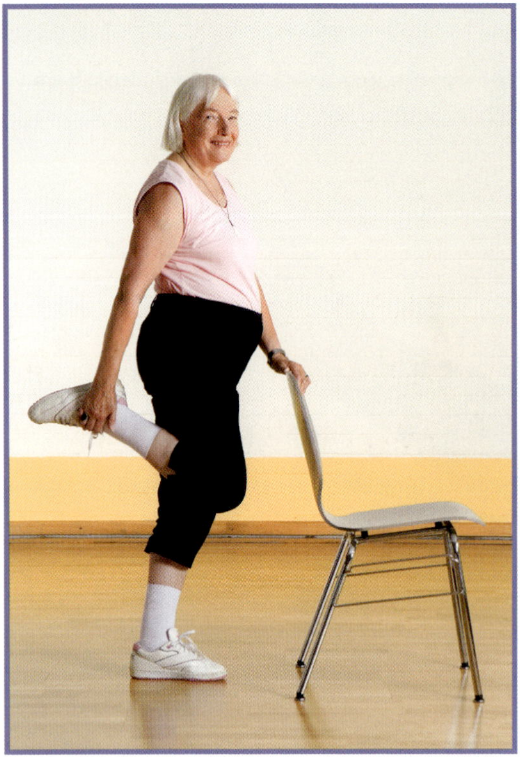

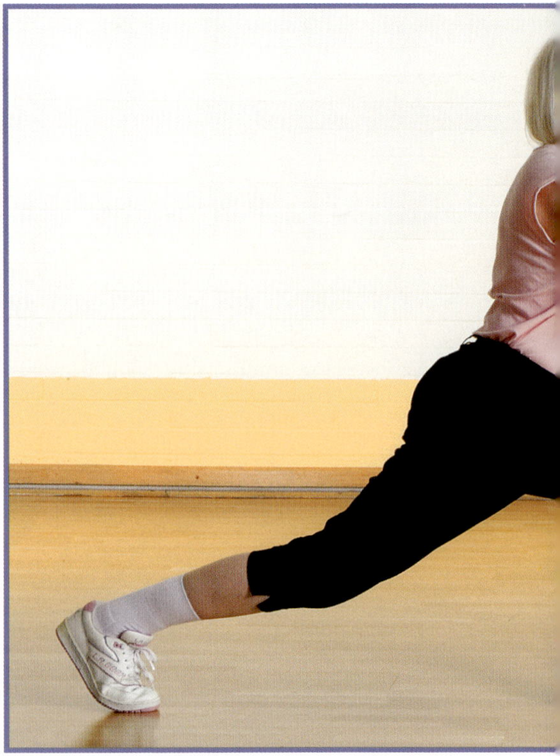

15. Vorderen Oberschenkel dehnen

Stellen Sie sich aufgerichtet neben den Stuhl und stützen Sie sich mit der linken Hand an der Lehne ab. Beugen Sie das rechte Knie, heben Sie den Fuß an und führen Sie Ihn in Richtung Gesäß. Umfassen Sie mit der rechten Hand das rechte Fußgelenk; atmen Sie aus und ziehen Sie langsam den Fuß immer mehr in Richtung Gesäß. Halten Sie die Spannung 1–2 Atemzüge lang und senken Sie das Bein wieder. Wiederholen Sie die Übung mit der anderen Körperseite. Je Körperseite zwei Wiederholungen.
Vorsicht bei Knieproblemen!

16. Waden dehnen

Stellen Sie sich in Schrittstellung vor die Lehne Ihres Stuhls und stützen Sie sich mit den Händen ab. Schieben Sie das Becken nach vorne und strecken Sie das hintere Bein, lassen Sie dabei aber die Ferse am Boden. Halten Sie ein paar Atemzüge lang die Spannung und wiederholen Sie die Übung mit dem anderen Bein. Je Körperseite zwei Wiederholungen.

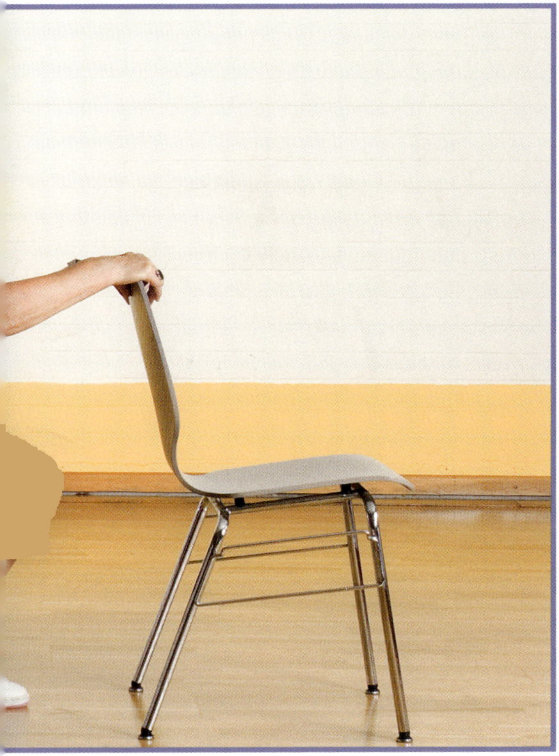

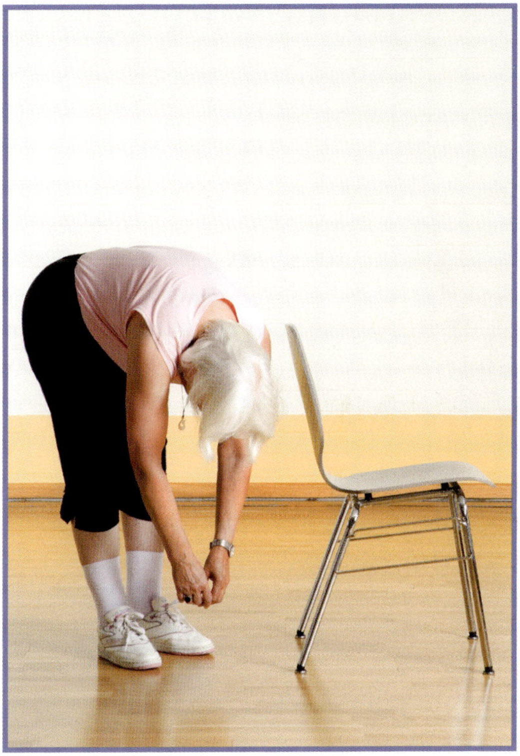

17. … und locker aushängen

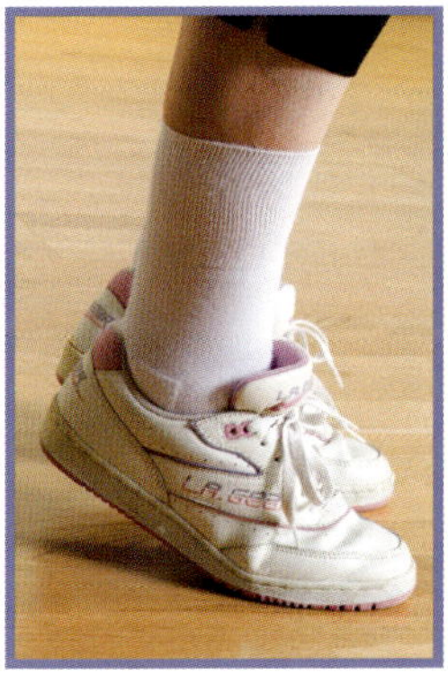

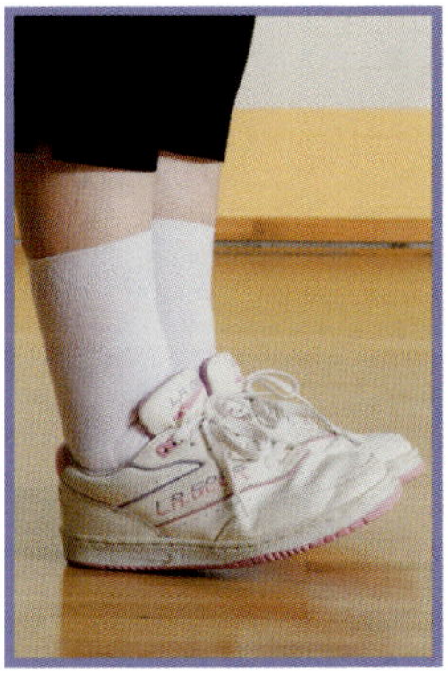

18. Heben der Fersen und Zehen

Wie beim Aufwärmen – zehn Mal Zehenstand, zehn Mal Fersenstand.

Entspannungspositionen

19. Hakenposition

Legen Sie sich bäuchlings so auf die Sitzfläche Ihres Stuhls, dass das Hüftgelenk frei beweglich bleibt. Die Füße ruhen auf dem Boden, die gebeugten Beine hängen locker nach unten, ohne dass die Knie den Boden berühren. Atmen Sie gleichmäßig ein und aus und spüren Sie dabei einen leichten Zug im Lendenwirbelbereich. Entspannen Sie sich bei jedem Ausatmen ein wenig mehr, so dass Sie den Eindruck haben, regelrecht in die Stuhlfläche hineinzusinken. Fühlen Sie, wie tiefe Entspannung ihren Körper mehr und mehr erfüllt. Tauchen Sie dann langsam aus der Entspannung wieder auf, räkeln Sie sich, gähnen Sie und seien Sie ganz wieder da!

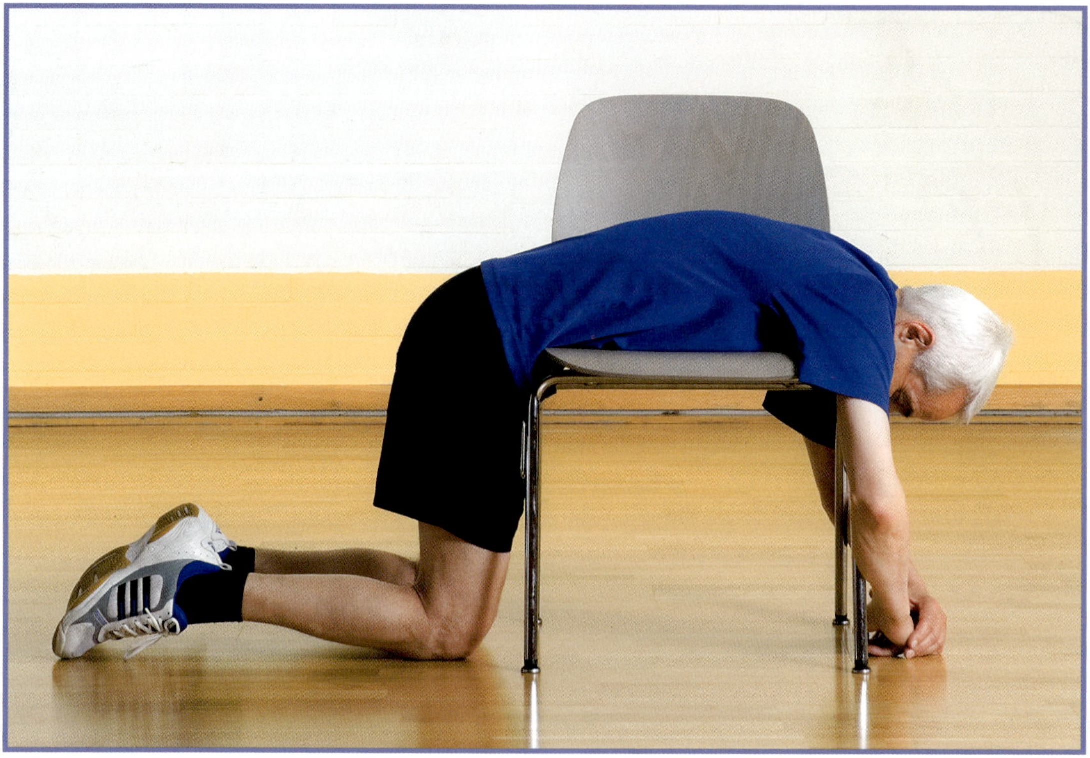

20. Rundum-Entspannung mit Kissen

Am Ende Ihres Kraft- und Dehnungstrainings gönnen Sie sich eine Rundum-Entspannung. Strecken Sie sich lang auf dem Boden aus und stützen Sie den Nacken mit ihrem Kissen ab. Zusätzlich können Sie auch Ihre Beine mit Ihrem zusammengerollten Handtuch abstützen. Ihre Arme liegen entspannt neben dem Körper, die Beine sind etwa schulterbreit gespreizt und die Fußspitzen fallen locker nach außen. Ziehen Sie den Kopf ein wenig in Richtung Brust, so dass der Nacken „lang" wird. Schließen Sie die Augen und atmen Sie ruhig ein und aus. Stellen Sie sich beim Einatmen vor, wie belebender Sauerstoff tief in ihre Zellen einströmt und Ihnen gut tut. Lassen Sie den Atem gelöst wieder aus sich herausströmen.

Entspannen Sie sich bei jedem Ausatmen ein wenig mehr. Fühlen Sie, wie tiefe Entspannung ihren Körper mehr und mehr erfüllt und wie angenehm sich Ihre lockere und gut durchblutete Muskulatur jetzt anfühlt.

Tauchen Sie dann langsam aus der Entspannung wieder auf, räkeln Sie sich, gähnen Sie und seien Sie ganz wieder da!

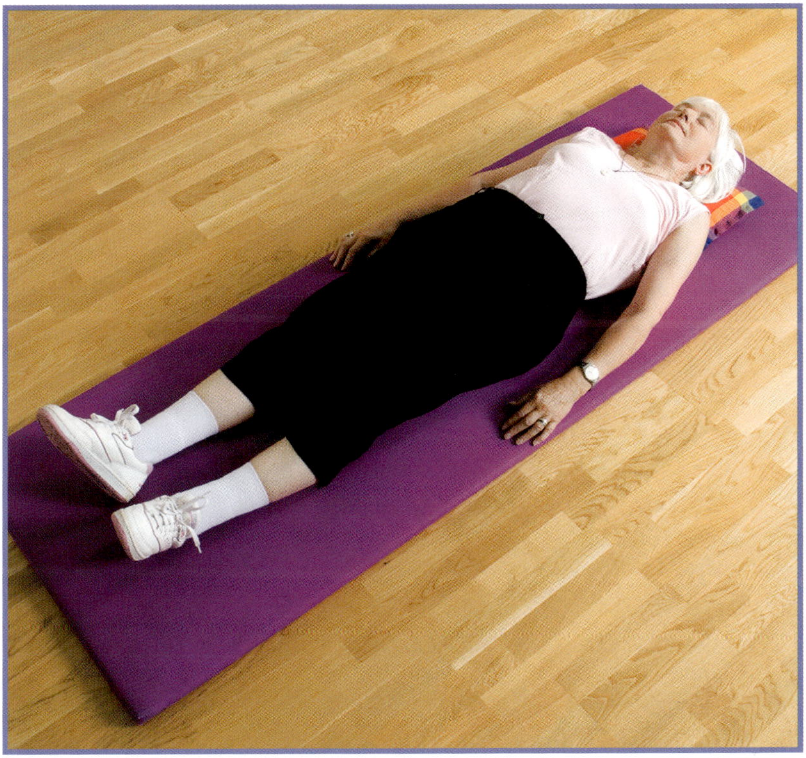

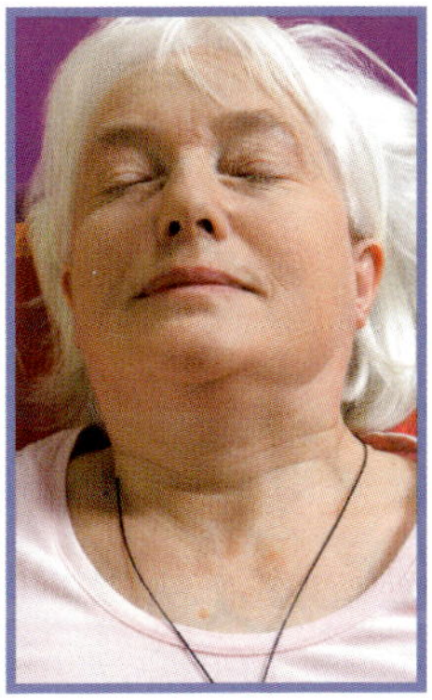

WIE VIEL, WIE INTENSIV UND WIE HÄUFIG?

DAUER UND HÄUFIGKEIT

Das Trainingsprogramm sollte in Ihren wöchentlichen Tagesablauf passen. Trainieren Sie möglichst an zwei Tagen in der Woche jeweils ca. 30 Minuten in lockerem Tempo und machen Sie zwischen den Trainingstagen zwei oder drei Tage Pause, also z. B. Montag und Donnerstag als Trainingstage wählen oder Mittwoch und Samstag usw. Muskeln wachsen nicht während des Trainings, sondern sie wachsen während der Regenerationsphasen. Der Körper hat die Kraft, die er für den Muskelaufbau benötigt, dann nicht, wenn die Kraft durch Training beansprucht wird. Mit anderen Worten: Das Training setzt den Anreiz zum Wachsen, aber das Wachstum selbst geschieht außerhalb des Trainings. Wer dreimal oder öfter pro Woche trainieren möchte, sollte dementsprechend sein Workout nach Muskelgruppen aufteilen. Wenn es Ihnen jedoch aus irgendwelchen Gründen nicht möglich ist, zweimal pro Woche zu trainieren, werfen Sie bitte nicht gleich das Handtuch: Einmal ist besser als keinmal! Sogar nur einmal pro Woche trainieren kann Veränderungen bewirken.

Wenn eine halbe Stunde Training am Stück für Sie am Anfang zu viel ist, dann steigen Sie niedriger ein (siehe Kapitel 4, S. 102, „Mini-Programm" oder „Mini-Mini-Programm") und steigern Sie langsam.

Einmal Sport pro Woche hält Senioren fit

Einmal pro Woche Sport genügt langfristig gesehen bei älteren Menschen, um Verletzungen zu vermeiden und die Selbstständigkeit bis ins hohe Alter zu erhalten. Dies berichten Forscher der Ball State University in Muncie, die Maßnahmen gegen den altersbedingten Muskelschwund erforschten. Im Rahmen einer Studie nahm eine Seniorengruppe im Alter von 70+ an einem sechs Monate dauernden Experiment teil. Zunächst führten die Versuchsteilnehmer drei Monate lang drei Mal pro Woche intensive Kräftigungsübungen durch, wodurch sie an Kraft gewannen und neue Muskelmasse aufbauten. Dann teilte man die Teilnehmer in zwei Gruppen ein. Gruppe A nahm wieder ihr gewohntes Alltagsleben auf – ohne weiteres Fitnessprogramm. Gruppe B trainierte weiterhin einmal pro Woche. Bei der Abschlussuntersuchung konstatierten die Forscher, dass erste Gruppe wieder genau dem gleichen untrainierten Zustand war wie vor dem Intensivtraining, während jene, die einmal pro Woche weitertrainiert hatten, ihr neues Level fast zu 100 % gehalten hatten.

Auf den Puls achten

Als Faustregel für den richtigen Puls gilt: Trainingsherzfrequenz = 180 minus dem Lebensalter in Jahren. Das bedeutet z. B.
bei einem 40jährigen: 115–150 Schläge pro Minute
bei einem 60jährigen: 105–135 Schläge pro Minute
Vor, während und nach dem Training können Sie das am einfachsten mit einem Pulsmessgerät kontrollieren.

Fordern Sie sich – aber überfordern Sie sich nicht.

Wichtig beim Krafttraining ist, dass Sie mit dem Trainingsverlauf die Belastung so steigern, dass Sie stets mit Anstrengung trainieren – sich dabei jedoch nicht überfordern. Wenn Sie über Wochen hinweg jeweils mit derselben Belastung arbeiten, werden Sie über ein bestimmtes Level hinaus nicht weiter an Kraft zulegen. Wenn Sie hingegen die Belastung langsam steigern, dann wachsen Ihre Muskeln und wächst Ihre Kraft weiter und Sie werden rasch kraftvoller und leistungsfähiger. Wer sich jedoch zu stark belastet, muss sich auch „zu stark" erholen. Der Körper braucht dann viel Zeit, bis sich Stoffwechsel und Zentralnervensystem so weit angepasst haben, dass er fähig ist, den durch die große Belastung entstandenen Verbrauch wieder zu kompensieren. Gerade Anfänger machen diesen Fehler oft, zu forsch vor allem an die Trainingsintensität heranzugehen. Denken Sie daran: Nicht „viel hilft viel" sondern „sanft aber gezielt hilft viel" lautet die Devise. Denken Sie an die Faustregel für das Steigern der Belastung beim regelmäßigen Training:

1. Im ersten Schritt die Trainingshäufigkeit vergrößern
2. Im zweiten Schritt die Trainingsdauer ausweiten
3. Dann erst die Trainingsintensität steigern

Woran merken Sie, dass Sie sich übernehmen?

- Wenn Sie eine Übung nicht mehr ganz bis zum Ende ausführen können
- Wenn Sie Ausweich- oder Zusatzbewegungen zu machen beginnen
- Wenn Sie statt die Übung langsam auszuführen ruck- oder schwungartig vorzugehen beginnen
- Wenn die Atmung nicht mehr mitmacht; Sie bemerken, dass der Atem stockt, Sie anfangen zu pressen oder zu hecheln
- Wenn die Muskeln zu zittern beginnen

Dann lassen Sie's gut sein, erzwingen Sie nichts, sondern ruhen Sie sich aus. Lieber eine Übung nur fünfmal korrekt ausgeführt als zehnmal falsch. Auch wenn Sie mit einem ganz niedrigen Level beginnen, eine Übung z. B. nur dreimal hintereinander ausführen können: das macht gar nichts! Es geht nicht darum, einen Wettbewerb zu gewinnen sondern darum, die Muskeln Schritt für Schritt zu kräftigen – und dafür brauchen Sie vielleicht etwas Geduld. Vielleicht bleiben Sie zwei Wochen lang bei drei Wiederholungen – und dann gehen auf einmal vier und später fünf usw. Hören Sie auf Ihren Körper und gönnen Sie sich Ihr spezielles Übungstempo. Sie dürfen sich ruhig anstrengen – aber nicht überfordern! Überforderung ist, abgesehen davon, dass Sie Ihrem Körper nichts Gutes tun, auch ein wahrer Motivationskiller!

Was tun wenn's plötzlich wehtut?

Beenden Sie sofort die Übung! Versuchen Sie nicht den Schmerz einfach zu ignorieren und die Übung zu Ende auszuführen. Führen Sie die betreffende Übung erst wieder durch, wenn die Muskulatur in diesem Bereich ganz schmerzfrei ist. Beginnen Sie dann bei dieser Übung mit geringem oder ohne Widerstand und steigern Sie ganz langsam wieder die Belastung.

Wodurch unterscheidet sich „guter" von „bösem" Schmerz?

Ein „guter" Schmerz ist nicht wirklich ein Schmerz sondern diese Körperempfindung signalisiert Ihnen, dass der Muskel müde ist. Nach zehn Front-Lift-Übungen mit Hanteln z.B. ist die Muskulatur ganz normal müde. Was Sie dann spüren, ist, dass der Körper Laktose verbrennt. Das ist die ganz normale Reaktion des Muskels auf die Belastung. Sie spüren es im Muskel und in kurzer Zeit ist es wieder verschwunden. Den „bösen" Schmerz spüren Sie eher als Stechen im oder am Gelenk, und er bleibt auch bestehen wenn das Training vorbei ist. Dies kann auf ein Gelenkproblem hindeuten. Brechen Sie die Übung ab und kühlen Sie das Gelenk. Sollte es nicht besser werden, konsultieren Sie Ihren Arzt.

Wann sollten Sie Ihr Workout abbrechen?

Zwar ist es unwahrscheinlich, dass eines der nachfolgenden Symptome sich bei Ihnen zeigt, wenn Sie sich nach den Hinweisen von Best Age Power richten – falls aber doch, sollten Sie sofort mit dem Training aufhören, wenn:

- Ihnen übel wird
- Ihnen schwindlig wird oder Sie sich benommen fühlen
- Sie Schmerzen oder ein Druckgefühl in der Brust spüren
- Sie plötzlich stark schwitzen
- Sie ungewöhnliche oder sich verschlimmernde Schmerzen wahrnehmen, z.B. in einem Gelenk, Schmerzen, die nicht von müder Muskulatur herrühren.

Wann sollten Sie mit dem Training aussetzen?

Schonen Sie Ihren Körper bei Krankheit oder bei Verletzungen. Kein falscher Ehrgeiz! Dies könnte die Beschwerden vielleicht sogar verschlimmern. Sie tun sich nichts Gutes damit, wenn Sie versuchen einfach weiterzumachen. Verschieben Sie Ihre Aktivitäten auch bei einer Erkältung oder wenn Sie erhöhte Temperatur oder Fieber haben. Fragen Sie im Zweifelsfall Ihren Arzt, ob Sie trainieren dürfen.

Ihr persönlicher Workout

Tu erst das Notwendige,
dann das Mögliche,
und plötzlich schaffst du
das Unmögliche.

Franz von Assisi

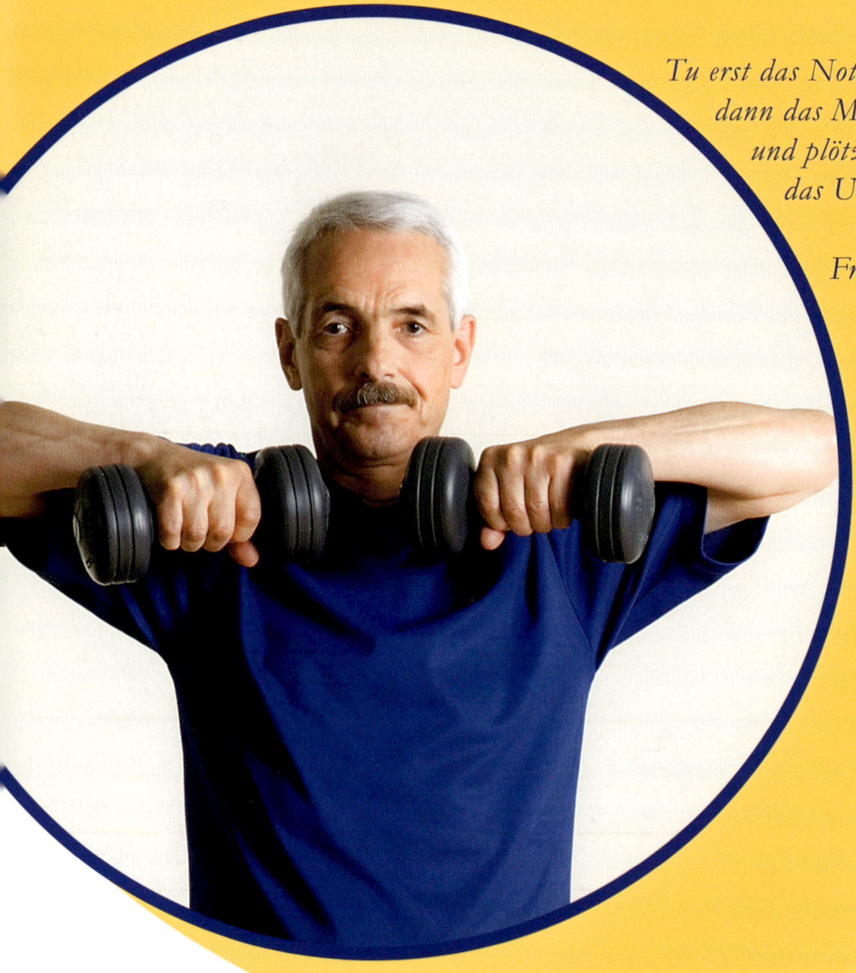

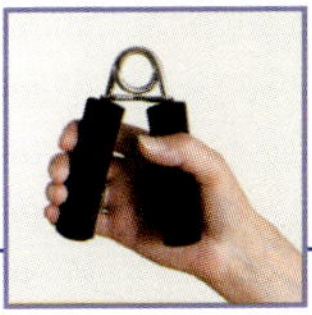

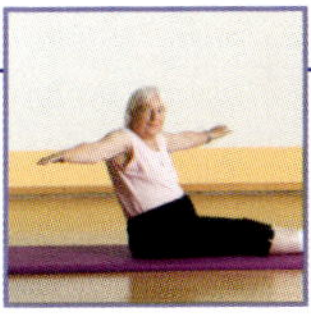

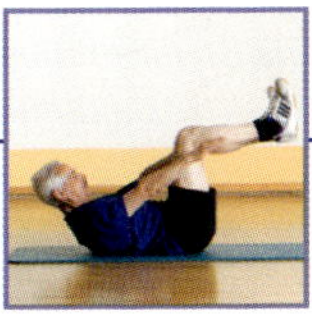

Die nachfolgenden Workout-Beispiele sind jeweils in einem Trainingskreis dargestellt und so aneinandergefügt, dass nacheinander alle wichtigen Muskelgruppen beansprucht werden. Bitte achten Sie bei der Auswahl der Übungen für Ihren persönlichen Workout darauf, bei jedem Training zumindest alle großen Muskelpartien des Körpers zu beanspruchen. Ihr Training sollte unterschiedliche Übungen umfassen, die jeweils für Streck- und Beugemuskulatur von Arm-, Schulter-, Rumpfbereich und Beinen wirksam sind. Etliche Übungen sind in Kapitel 3 in leichteren und schwierigeren Versionen dargestellt. Wählen Sie für Ihren Workout diejenigen aus, die für Ihren derzeitigen Trainingszustand passend sind – übernehmen Sie sich nicht. Steigen Sie lieber klein ein und steigen dann bei wachsender Muskelkraft auf anspruchsvollere Versionen um.

Wichtig!

Vor jedem Training 5 Minuten Warm-Up (Siehe S. 45)
Nach jedem Training 5 Minuten Cool-Down mit ausgiebigem Dehnen der Muskulatur (Siehe S. 77)
und 5 Minuten Vollentspannung (Siehe S. 93)

POWER

Das 30-Min.-Powerprogramm:

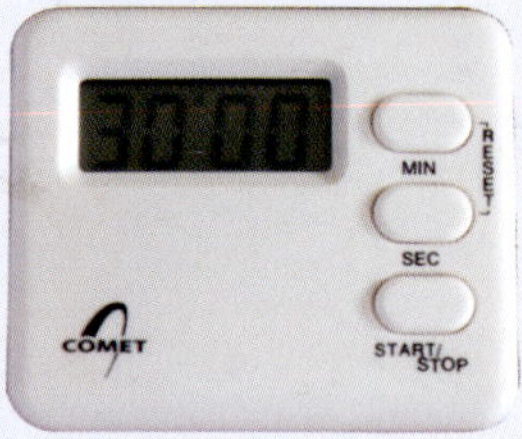

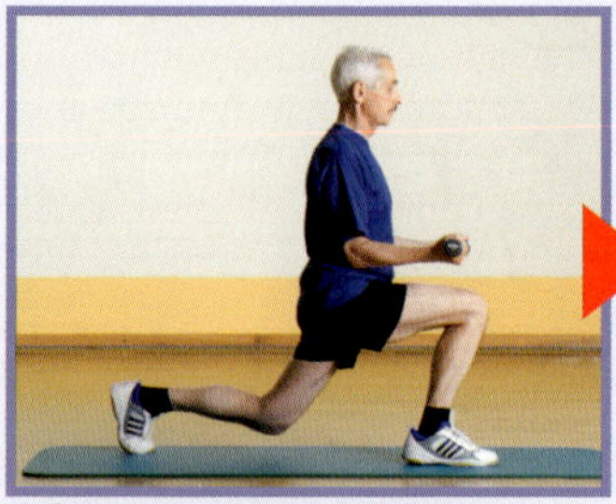
Kniebeuge rechts und links

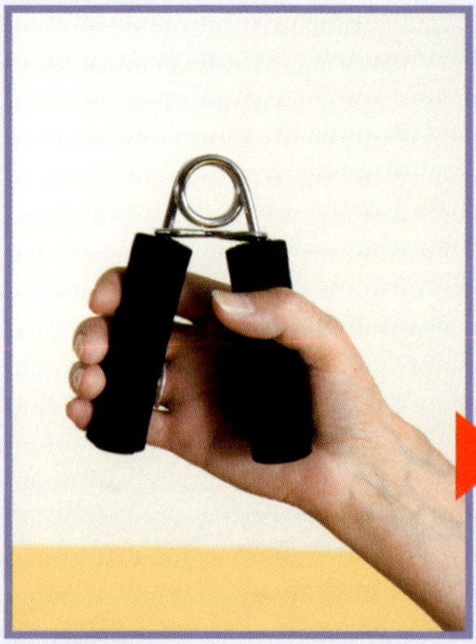
Handkraft

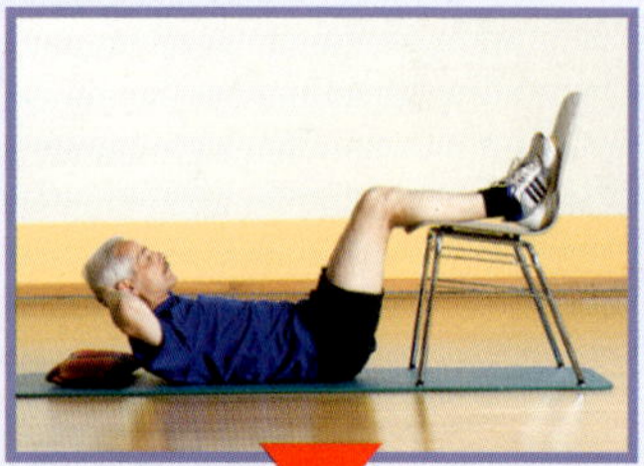
Bauch-Crunch

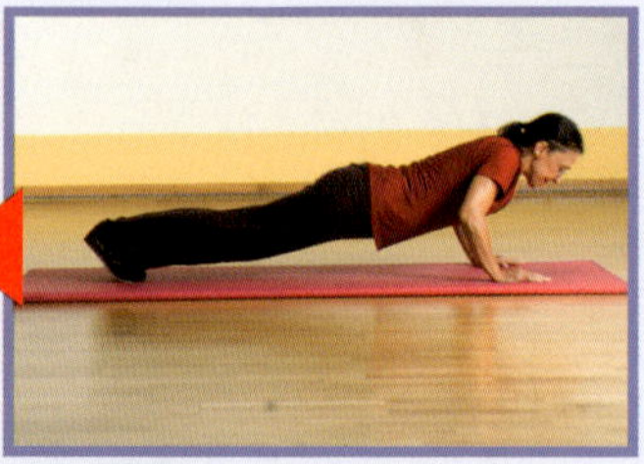
Liegestütz

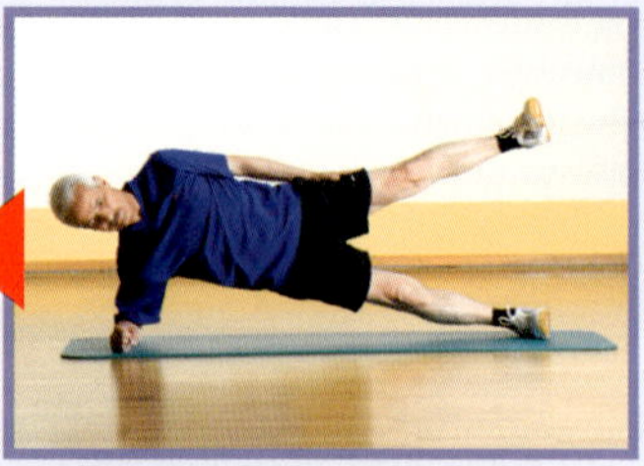
Seitlicher Unterarmstütz rechts und links

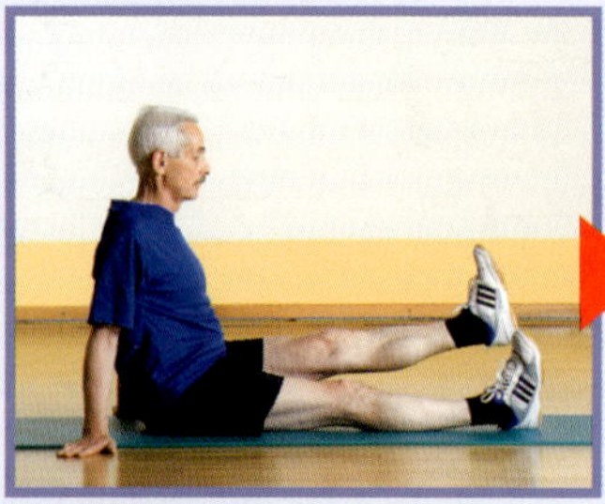
Bein-Lift (nach vorne) rechts und links

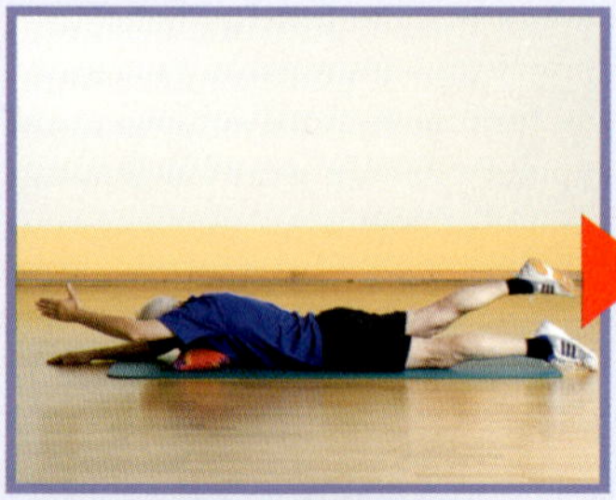
Arm- und Bein-Lift überkreuz rechts und links

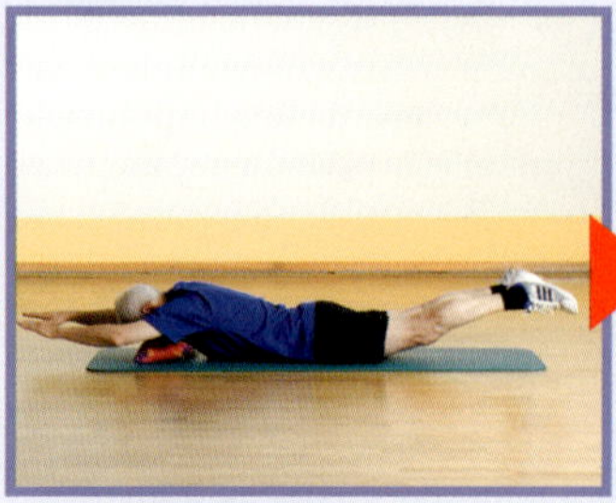
Arm- und Bein-Lift

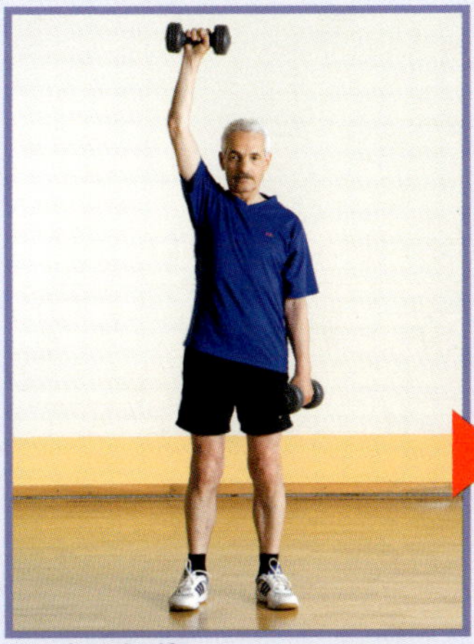

Overhead-Lift

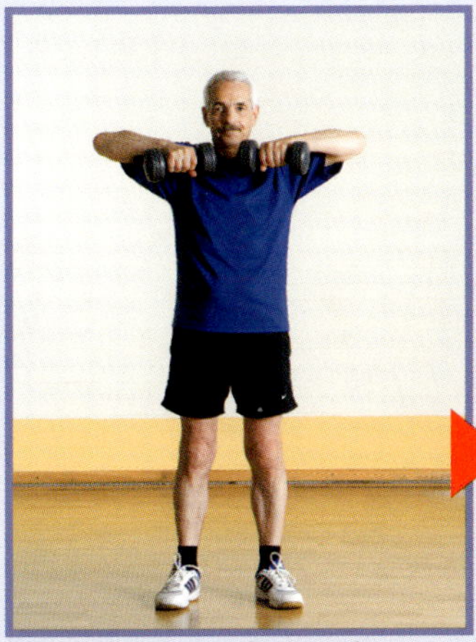

Stehend rudern mit Hanteln

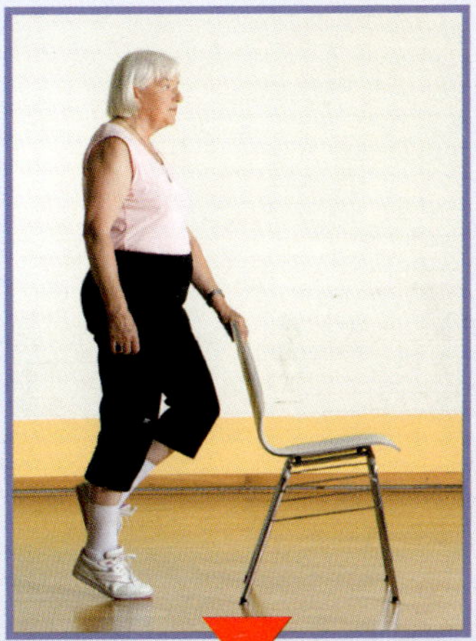

Fersen-Lift

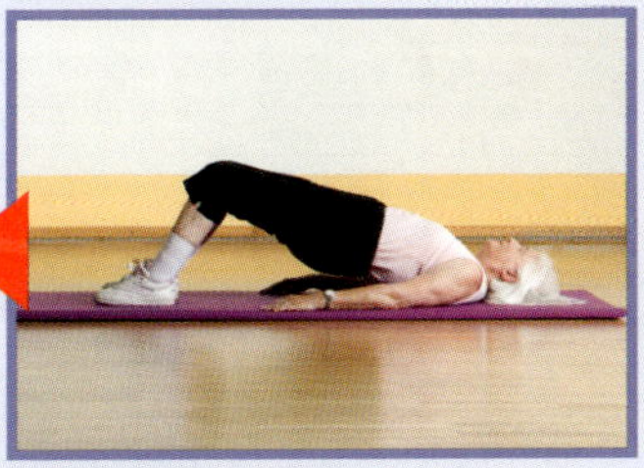

Becken-Lift

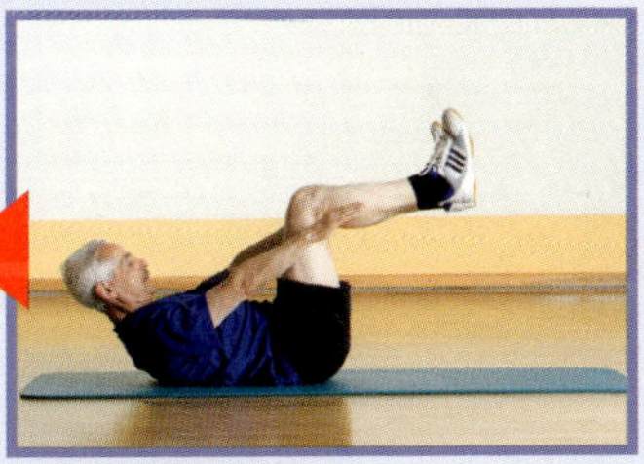

Body-Lift

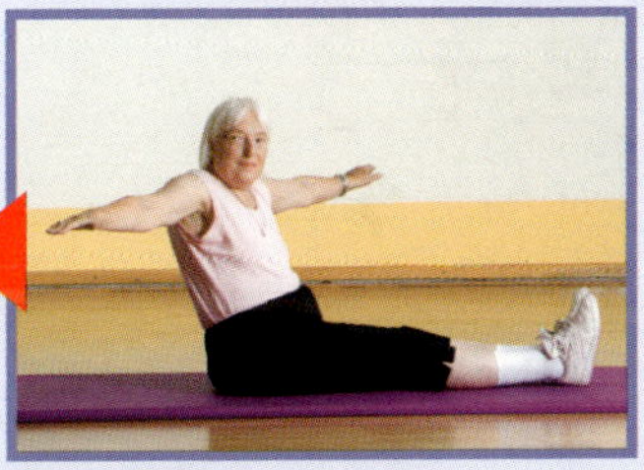

Upper Spin

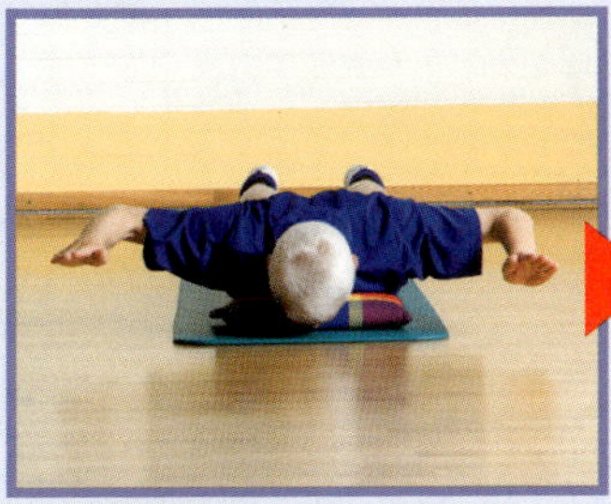

Das große U

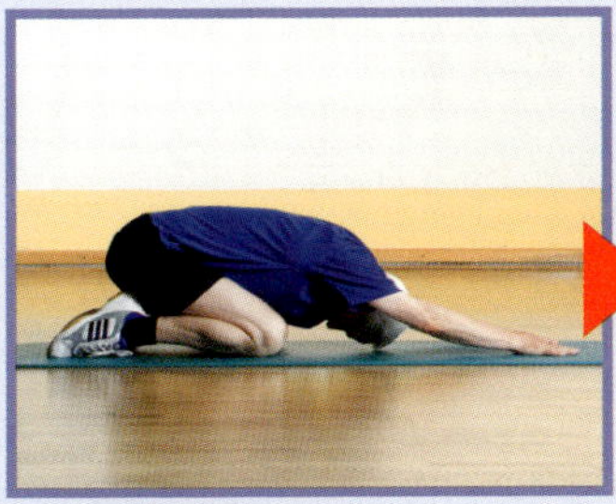

Rückendehnung

8 Wiederholungen je Übung/2 Durchgänge

Das Mini-Programm:

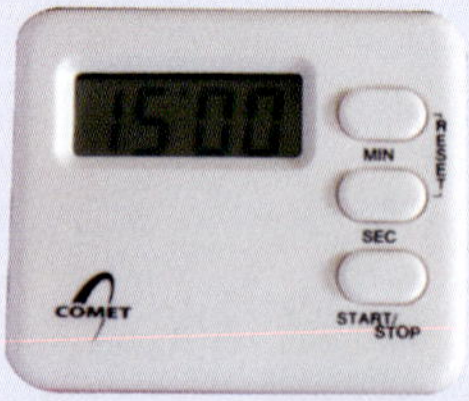

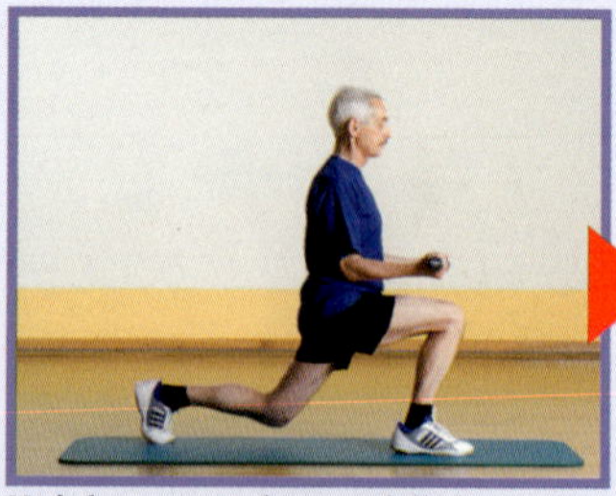

Kniebeuge rechts und links

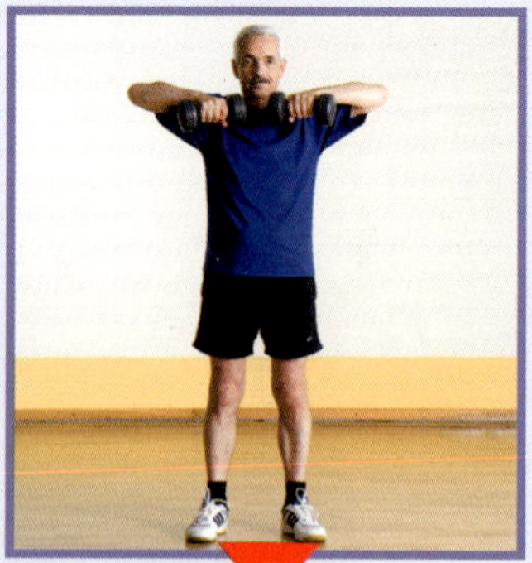

Stehend rudern mit Hanteln

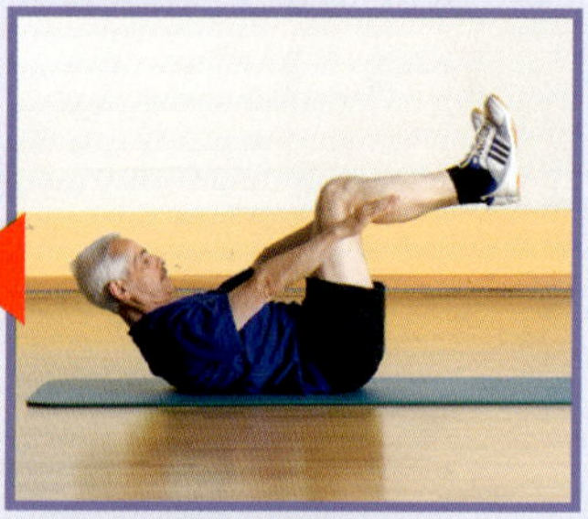

Arm- und Bein-Lift

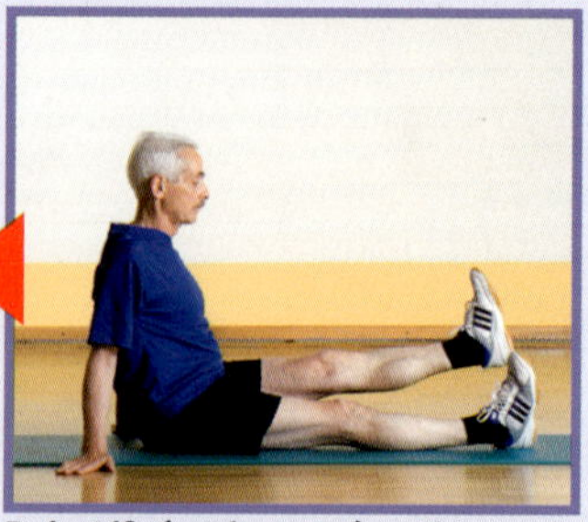

Bein-Lift (nach vorne) rechts und links

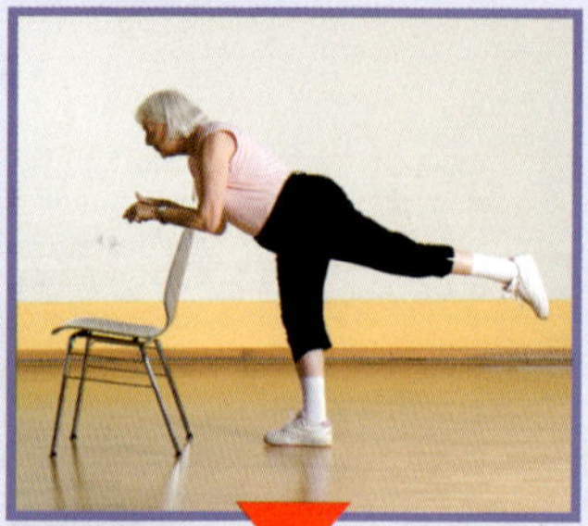

Bein-Lift (nach hinten)

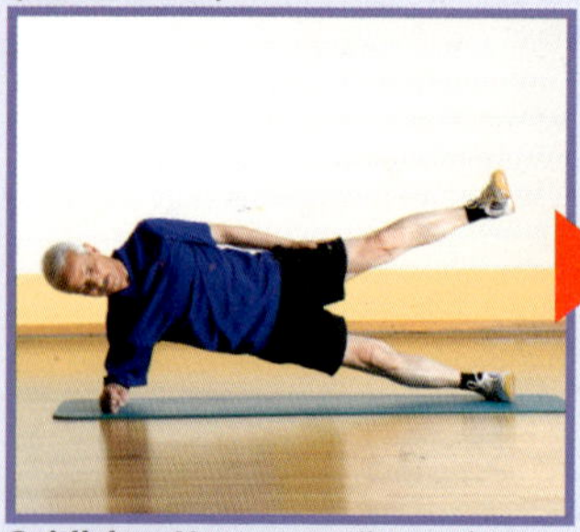

Seitlicher Unterarmstütz rechts und links

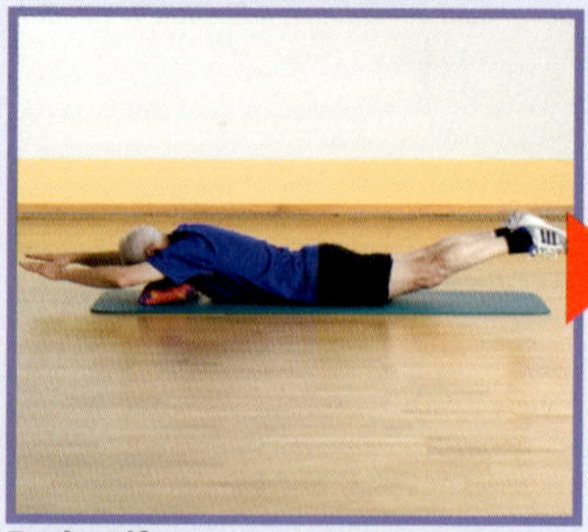

Body-Lift

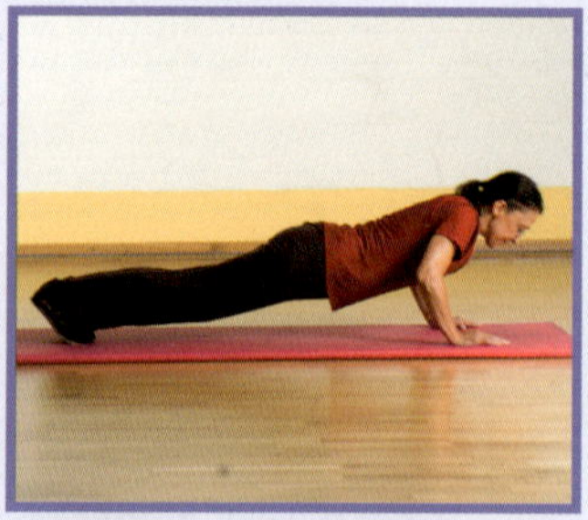

Liegestütz

8 Wiederholungen je Übung/2 Durchgänge

Das Mini-Mini-Programm:

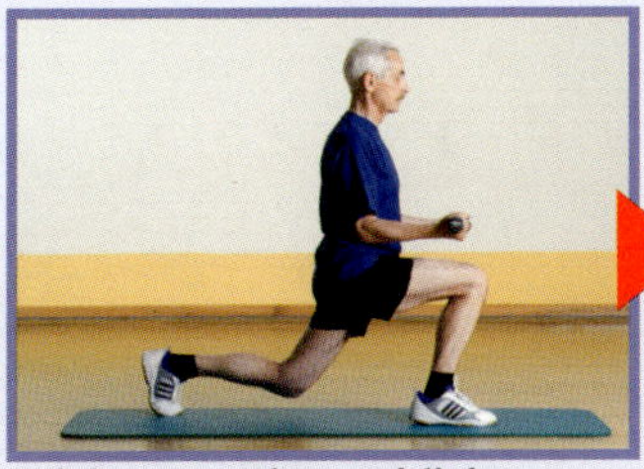

Kniebeuge rechts und links

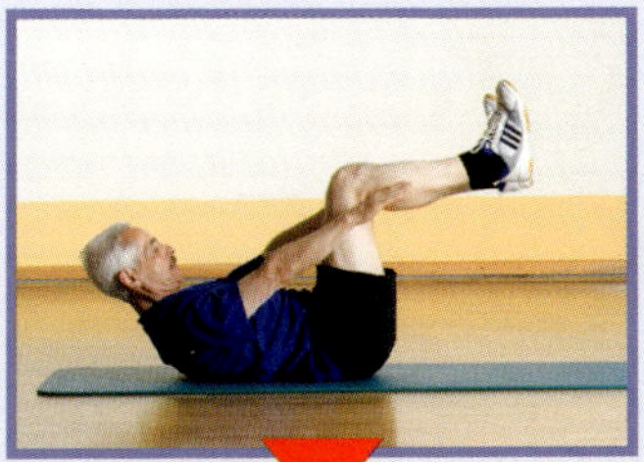

Arm und Bein-Lift

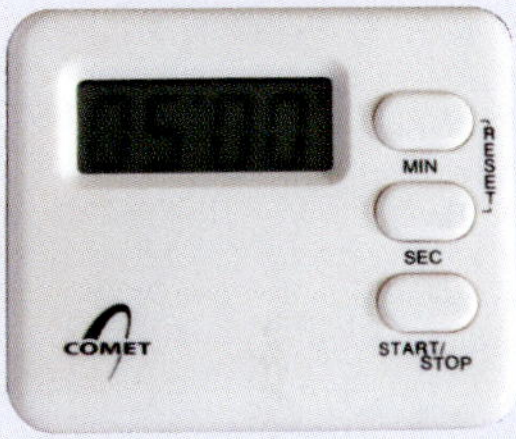

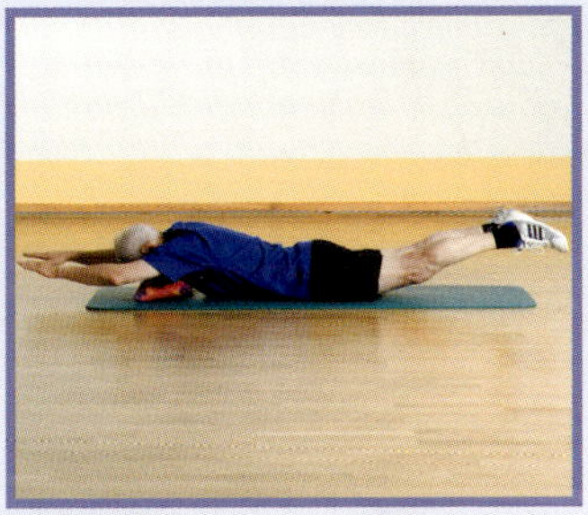

Body-Lift

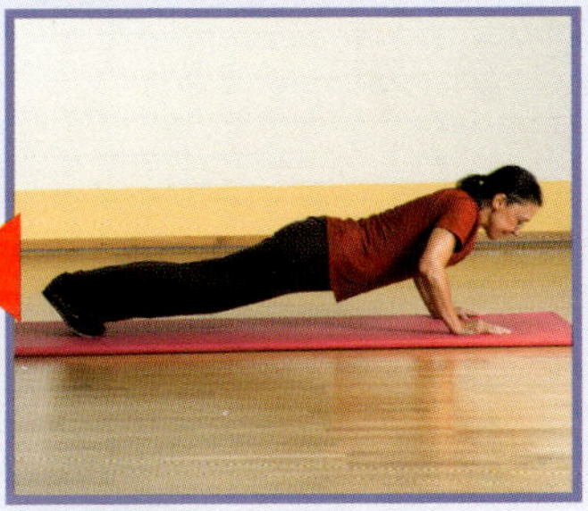

Liegestütz

8 Wiederholungen je Übung

Tipp

Führen Sie ein Trainingstagebuch

Dies sollte für jeden Trainingstag alle durchgeführten Übungen mit der Anzahl von Übungsreihen, Wiederholungen und dem Gewicht aufzeigen. Dies wird Sie dabei unterstützen, Ihr Training zu organisieren und Sie können gut Ihre Fortschritte erkennen.

Trainingstagebuch

Datum: ____________________

Übung / Variante	Whlg.	Durchgänge	Gewicht (kg)*
Kniebeuge rechts und links			
Handkraft			
Front Lift			
Stehend rudern mit Hanteln			
Fersen Lift			
Bauch Crunch			
Liegestütz			
Seitlicher Unterarmstütz rechts und links			
Becken Lift			
Body Lift			
Upper Spin			
Bein-Lift (nach vorne) rechts und links			
Arm + Bein Lift überkreuz rechts und links			
Arm plus Bein Lift			
Das große U			
Rückendehnung			

*bei Übungen mit Hanteln

Nach dem Training: Cool down ist ein Muss!

So wenig Sie in Ihr Training einsteigen sollten ohne vorheriges Aufwärmen, so wenig sollten Sie es abschließen ohne ein Cool down, d. h. die Muskulatur zu dehnen und sich zu entspannen. Nach einem Krafttraining oder intensiver muskulärer Beanspru¬chung ist in der Regel die Grundspannung, der Tonus in der Muskulatur angestiegen. Zurück bleibt eine Restverkürzung der Muskelfasern, die durch Dehnen wieder aufgehoben werden sollte, so dass der Muskel wieder seine ursprüngliche Länge hat und der Tonus auf den Ausgangswert vor dem Krafttraining absinkt.

Dehnen ist zwar kein Zaubermittel um einen ‚Muskelkater' zu verhindern, wie oft behauptet wird, doch es gibt eine ganze Reihe von Vorteilen, die bewirken, dass Dehnübungen Ihr Krafttraining optimal ergänzen. Dehnen ist vor allem deshalb wichtig, weil es bestehende Verkürzungen der Muskulatur beheben hilft. Dehnübungen bewirken eine Verlängerung der Muskeln, die über ein Gelenk ziehen und es bewegen. Wenn verkürzte Muskeln wieder in ihren ursprünglichen Zustand gezogen werden, können sie sich dadurch nicht nur besser regenerieren und entspannen, sondern auch das Gelenk kann flexibler als vorher bewegt werden – Sie gewinnen ganz einfach an Bewegungsfreiheit.

Dauerhaftes Dehnen

Bei den empfohlenen Dehnübungen für Ihr Cool Down (siehe „Cool Down" S. 77) gilt grundsätzlich: Niemals wippen oder nachfedern! Dies kann zu Verletzungen in der Muskulatur führen. Streben Sie stattdessen ein dauerhaftes Dehnen an. Dabei bewegen Sie sich langsam in die jeweilige Dehnposition, bei jedem Ausatmen ein Stück weiter – wie Sie es auch bei den Krafttrainingsübungen tun. Dort, wo es gerade noch angenehm ist und ein bisschen zieht ohne richtig schmerzhaft zu sein, liegt ihre jeweilige Maximal¬dehnung. Hier halten Sie dann die Spannung mehrere Atemzüge lang und lassen dann wieder los. Dies ist eine behutsame und schonende Technik, ohne die Gefahr, sich Zerrungen einzuhandeln.

Bedenkenswert:

- Bei Beginn des Dehnen sollten Ihre Muskeln stets aufgewärmt sein (wie z.B. nach dem Krafttraining, ansonsten vorher Aufwärmübungen, Laufen usw.).
- Sie sollten die Muskeln und Sehnen beider Körperseiten immer gleich gut und gleich lang dehnen.
- Atmen Sie bei den Dehnübungen normal weiter und nähern Sie sich Ihrer maximalen Dehnstellung stets beim Ausatmen ein wenig mehr.
- Kehren Sie nach einer Übung immer in die Ausgangsposition zurück.
- Dehnen Sie jede Seite mehrmals.

Dehnen können Sie auch während des Trainings. Gerade bei Krafttraining hat es sich bewährt, immer wieder die kurzen entstehenden Pausen für Dehnübungen an der belasteten Muskulatur zu nützen.
Ebenso können Sie Dehnübungen auch zum festen Bestandteil jedes Tages machen. Anders als z.B. bei den Hantelübungen im Krafttraining brauchen die Muskeln hier keine ausgeprägten Ruhepausen.

Was Sie bei der Stange hält

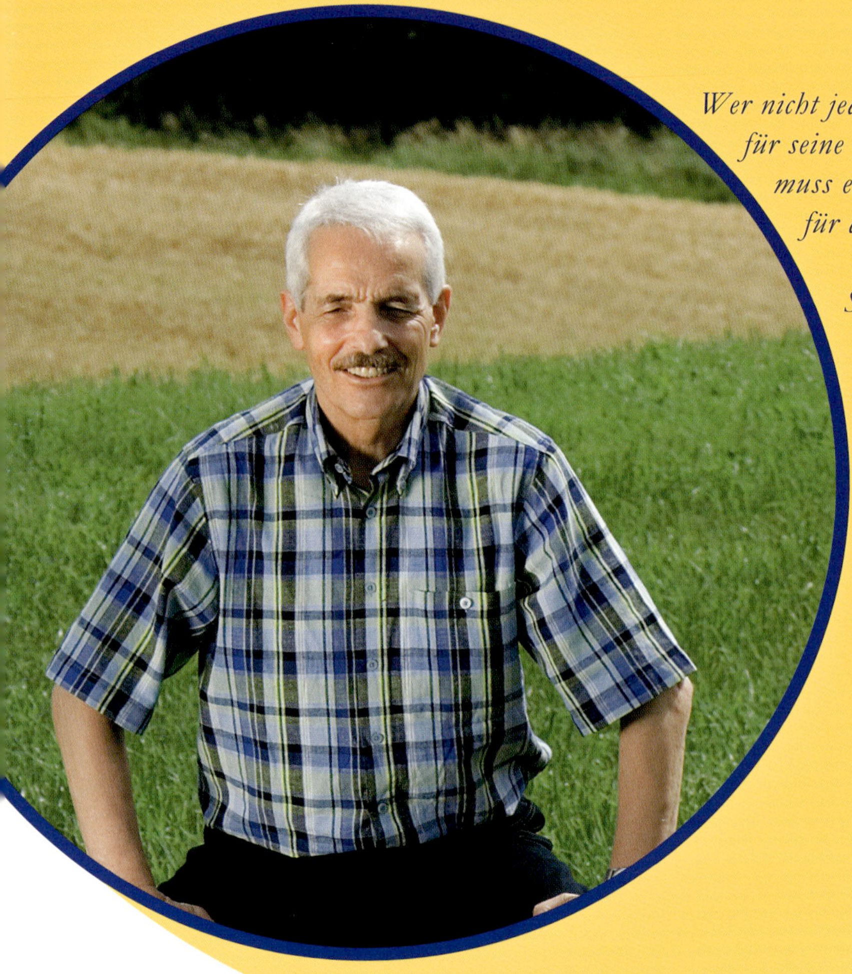

Wer nicht jeden Tag etwas Zeit
für seine Gesundheit aufbringt,
muss eines Tages sehr viel Zeit
für die Krankheit opfern.

Sebastian Kneipp

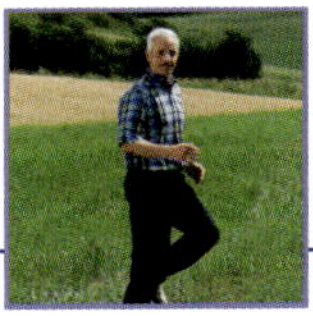

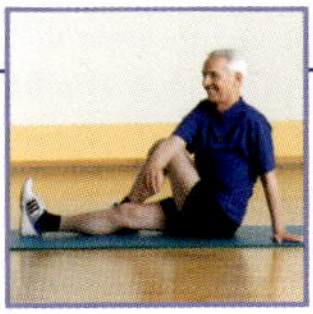

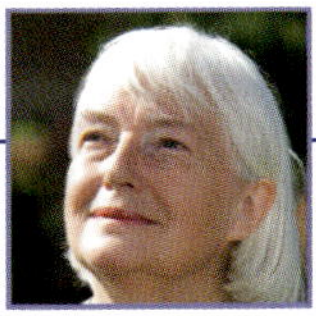

Neue Gewohnheiten heimisch machen

Wenn nur der innere Schweinehund nicht wäre ...!

Oftmals sind es nicht die Umstände oder gar andere Menschen, die zwischen uns und der Verwirklichung guter Vorsätze stehen, sondern wir selbst. Das nennt man dann „innere Widerstände", „Trägheit", den „Verhinderer" oder den „inneren Schweinehund". Zunächst ein kleiner Trost: Es gibt nur wenige Menschen, die diesen Persönlichkeitsanteil nicht in sich haben. Typisch für den inneren Schweinehund ist:

- Scheu vor Veränderung: Nichts schöner, als dass alles beim Alten bleibt
- Bequemlichkeit: Ist doch viel angenehmer, sich nicht anzustrengen
- Ausnahmen: Heute nicht, morgen wieder

Das macht uns das Erreichen von Zielen manchmal recht schwer.

... aber er lässt sich auch überlisten!

Es gibt immer mindestens drei Gründe, warum es gerade heute angeblich unpassend ist, zu trainieren. Natürlich ist der Weg des geringsten Widerstands immer der einfachere, aber er ist nicht der, der Sie weiterbringt und auf Dauer fit, gesund und zufrieden macht. Ehe Sie sich auf einen inneren Argumentationsprozess einlassen, bei dem unweigerlich Ihr innerer Schweinehund den Sieg davon trägt, bedenken Sie: Es wird sich nichts ändern, außer Sie selbst verändern es! Sie haben es in der Hand, ob Sie weitere Zeit in Trägheit verharren oder aktiv werden und Ihr körperliches Befinden verbessern. Sie haben die Wahl! Warten Sie nicht auf den „idealen" Zeitpunkt oder die „idealen" Umstände. Stoppen Sie einen „Schweinehund-Dialog" sofort. Heute ist genauso gut wie jeder andere Tag. Wichtig ist Ihr Ziel, das vor Ihnen steht wie ein Leuchtturm, und auf das Sie Zug um Zug zusteuern. Unterstützen Sie Ihren Vorsatz durch eine klare Formulierung. Vage Sätze wie z.B. „Ich sollte heute eigentlich Krafttraining machen“ setzen keine Aktion in Gang. Formulieren Sie vielmehr Ihr Vorhaben so, als hätten Sie es bereits in die Tat umgesetzt, z.B.: „Heute ist ein Trainingstag und Punkt 18:00 Uhr starte ich mein Krafttraining“. Pflegen Sie stetig das Bild von dem, was sich positiv für Sie ändert, wenn Sie aktiv werden und bleiben, und setzen Sie sich in Bewegung. Je konkreter und lebendiger das Bild, umso besser. Suchen Sie sich ein Symbol, das Sie an Ihr Ziel erinnert und stellen Sie es dort auf, wo es häufig in Ihrem Blickfeld ist. Sagen Sie jedes Mal, wenn Sie es anschauen – innerlich oder laut – etwas wie: „Ja, ich trainiere.“

Seien Sie nicht entmutigt, wenn Sie eine Zeitlang immer wieder mit Ihrem inneren Schweinehund konfrontiert werden. Nehmen Sie es einfach als Begleiterscheinung Ihres Veränderungsprozesses hin. Nach einiger Zeit werden diese inneren Widerstände nachlassen und sich das Krafttraining als neue Komponente in Ihrem Leben etabliert haben. Es braucht Zeit – vor allem dann, wenn Sie über lange Jahre einen inaktiven Lebensstil gepflegt hatten. Da gilt es, mit sich selbst Geduld zu haben und den Versuchungen, in die „No-Go“-Zeit zurückzufallen, konsequent immer von Neuem zu widerstehen. Mark Twain hat es einmal so formuliert: „Eine Angewohnheit kann man nicht aus dem Fenster werfen. Man muss sie die Treppe hinunterboxen, Stufe für Stufe.“

Eva Luise Köhler, Ehefrau des Bundespräsidenten, beginnt den Tag mit ihrem Mann jeden Morgen mit einem gemeinsamen Sportprogramm. „Wir machen jeden Morgen um 7 Uhr Frühsport“, sagte sie am Montag. „Das macht uns fit für den Tag.“ Fest im Alltag eingeplant sei zudem der regelmäßige Gang ins Fitnessstudio. „Wir haben den inneren Schweinehund überwunden und haben durch den Sport Lebensfreude und Gesundheit gefunden“, sagte Köhler. dpa

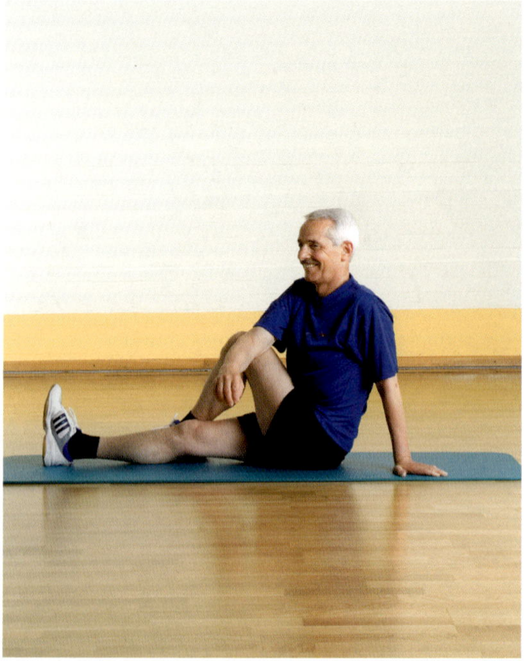

Steigen Sie auf dem richtigen Level ein

Machen Sie sich den Einstieg in das Krafttraining so leicht wie möglich! Legen Sie Ihre persönliche innere „Messlatte" so, dass Sie für Sie und Ihre derzeitige Fitness (oder eben Nicht-Fitness) passt! Stellen Sie keine Vergleiche mit trainierteren Menschen aus Ihrem Bekanntenkreis oder den Medien an. Um sich zu überwinden, brauchen Sie das Gefühl dass das, was Sie sich vorgenommen haben, für Sie machbar ist. Das kann eben wirklich auch bedeuten, dass Sie mit dem Mini-Mini-Programm (S. 103) starten und dann mit diesem einige Wochen lang üben bevor Sie Ihren Anspruch an sich steigern. Das ist völlig okay so.

Setzen Sie sich Etappenziele

Für Ihre Trainingsziele gilt natürlich auch, was für alle Zielsetzungen gilt: Wer sich konkrete Ziele setzt und einen für ihn selbst realistischen Plan für die Umsetzung macht, kommt besser vorwärts als jener, der Erfolg dem Zufall überlässt. Jeder Mensch hat einen angeborenen Impuls, weiterzukommen und natürlich auch, seine Fortschritte wahrzunehmen. Das lässt sich gut für Ihr Training nutzen. Teilen Sie Ihr Trainingsziel in kleinere Etappen, so dass Sie Ihre Weiterentwicklung im Training gut erkennen. Wenn Sie ein Etappenziel erreichen, macht das Mut weiter durchzuhalten. Wichtig dabei: Feiern Sie Teilerfolge! Wenn Sie z.B. mit 1-Kilo-Hanteln ins Training eingestiegen sind, aber pro Hantelübung nur 3 bis 4 Wiederholungen schaffen und dann nach drei Wochen Training alle Übungen Ihres Workouts mit 8 Wiederholungen meistern, dann ist das ein Grund, sich dafür etwas Schönes zu gönnen.

Belohnen Sie sich

Belohnungen sind, wenn sie richtig und konsequent eingesetzt werden, sehr motivierend. Das können Sie für sich nutzen. Belohnen Sie sich z.B. nach jedem Training und jede Woche, wenn Sie Ihr Pensum geschafft haben. Schreiben Sie Dinge auf, mit denen Sie sich selbst belohnen könnten. Das können Sachen sein, die Sie sich selbst kaufen wollen, Ausflüge oder Annehmlichkeiten wie ein heißes Bad oder ein Besuch im Thermalbad. Freuen Sie sich an der wohligen Erschöpfung nach dem Training, an dem kernigen Gefühl in den Beinen, der gut durchbluteten Haut. Erfüllen Sie sich einen besonderen Wunsch, wenn Sie über einen längeren Zeitraum regelmäßig trainiert oder ein

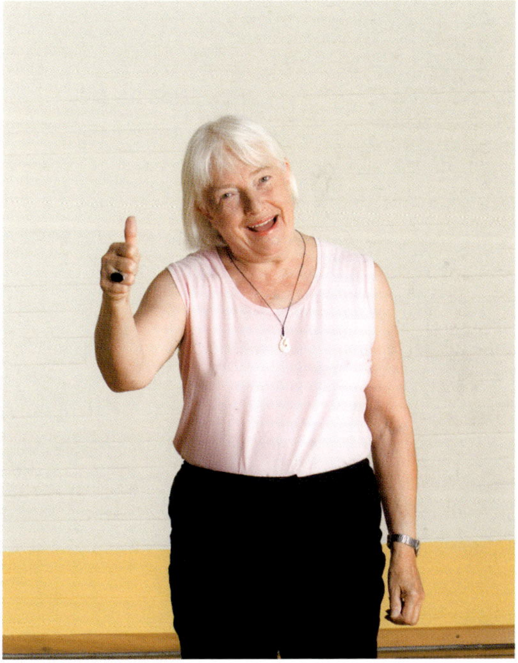

bestimmtes Ziel geschafft haben. Belohnen Sie sich besonders auch dann, wenn Sie es geschafft haben, einem Rückfall in die Trägheit zu trotzen. Seien Sie ausgiebig stolz auf sich.

Behalten Sie stets Ihr Ziel im Auge

... und damit die Vorteile, die es für Sie bringt. Nehmen Sie dafür Ihre Notizen aus Kapitel 2 zur Hand. Dort hatten Sie aufgeschrieben, weshalb Krafttraining für Sie wichtig ist und was Sie mit größerer Fitness und persönlicher Power gedanklich verbinden. Lesen Sie dies immer mal wieder durch und wiederholen Sie häufig auch Ihre Visualisierung und Ihr Motto dazu. Dies wird Sie sehr unterstützen, bei der Verwirklichung Ihres Zieles einen langen Atem zu entwickeln.

Stärken Sie Ihr Selbstvertrauen

indem Sie ganz bewusst aus Ihren Erfahrungen lernen. Ihre Ausdauer bei der Umsetzung von Entscheidungen ist natürlich auch von Ihrer Persönlichkeit und den Erfahrungen abhängig, die Sie im Laufe Ihres Lebens gemacht haben. Halten Sie sich frühere Vorhaben vor Augen – sowohl solche, bei denen Sie gut durchgehalten haben, als auch diejenigen, bei denen Ihnen recht schnell die Puste ausging. Denken Sie dabei ruhig auch an weit zurückliegende Dinge aus Kindheit und Jugend aber auch an Vorhaben im Laufe der letzten zwei Jahre. Machen Sie dabei keine Einschränkungen, sondern schreiben Sie einfach nieder, was Ihnen in den Sinn kommt.

1. Was habe ich mir vorgenommen und konsequent durchgezogen? (z. B. den Führerschein gemacht, auf etwas geduldig gespart, einen Umzug geplant und durchgeführt, jahrelang eine oder mehrere Sportarten betrieben haben usw.)

2. Was sind gescheiterte Vorhaben gewesen – vielleicht auch mit mehreren Anläufen in der Vergangenheit?
(z. B. rauchen aufhören, eine Weiterbildung machen, eine Sprache lernen usw.)

Betrachten Sie Ihre erfolgreichen und gescheiterten Vorhaben von früher genauer und überlegen Sie, wie wichtig – oder unwichtig – Ihnen die Sache war. Erinnern Sie sich, was die Gründe dafür waren, warum Sie das Vorhaben jeweils angehen wollten – und wie Sie dies nun, rückblickend, einschätzen. Führen Sie sich klar vor Augen, was im Falle des Scheiterns jeweils den Ausschlag gegeben hat. Lernen Sie aber genauso auch aus Ihren erfolgreich umgesetzten Entscheidungen: Was war für Ihre Motivation besonders wichtig, was hat Sie besonders angetrieben, was hat Ihr Durchhaltevermögen gestärkt? Notieren Sie sich die Antwort auf diese Fragen. Sie wissen dann genau, welche Klippen für Sie persönlich zu umschiffen sind und was genau Sie bestärkt, das Krafttraining zu einem selbstverständlichen Bestandteil Ihres Alltags zu machen.

Trainieren Sie zu festen Zeiten

Planen Sie feste Zeiten für Ihr Krafttraining ein. Sie erleichtern es sich damit, das Training in Ihrem Leben zu etablieren. Tragen Sie die Termine in Ihren Kalender ein; so gewinnen sie an Verbindlichkeit. Erlauben Sie sich gerade in der Anfangsphase eines neuen Verhaltens keine Ausnahme! Legen Sie vielmehr einen „Verhaltenstrampelpfad“ an, indem Sie die gleiche

Sache möglichst zur gleichen Zeit auf gleiche Weise tun. Für die absoluten Ausnahmesituationen, wenn aus irgendeinem sehr dringlichen Grund keine Zeit zum Training ist: führen Sie das Mini-Mini-Programm durch, damit die Struktur erhalten bleibt.

Setzen Sie einen Startschuss durch Wechseln der Kleidung

Ihre Trainingsbekleidung sollte angenehm sitzen, funktionell sein, nicht zu eng anliegen und nicht zu weit sein. Sie sollte Ihnen einen großen Bewegungsspielraum ermöglichen.

Falls Sie am Morgen trainieren: Schlüpfen Sie nach Ihrer Morgentoilette sofort in die Trainingssachen und beginnen Sie mit den Aufwärmübungen. Trainieren am Morgen hat den Vorteil, dass Sie frisch und ausgeruht sind und den Nachteil, dass Sie etwas steifer sind, als wenn Sie am Nachmittag oder Abend trainieren.

Falls Sie am Abend trainieren: Ziehen Sie Ihre Trainingskleidung auch dann an, wenn Sie müde und abgespannt sind und eigentlich keine Lust mehr zum Training haben. Oft hilft dieser Trick, sich doch noch aufzuraffen.

Verkriechen Sie sich auch nicht vor dem Fernseher, wenn Sie gedrückter Stimmung sind, sondern ziehen Sie Ihre Trainingssachen an und legen Sie los. Schon nach wenigen Minuten Training werden Sie spüren, wie sich Ihre Stimmung aufhellt. Nutzen Sie diesen Effekt, und das Training wird sich immer selbstverständlicher in Ihr Leben fügen.

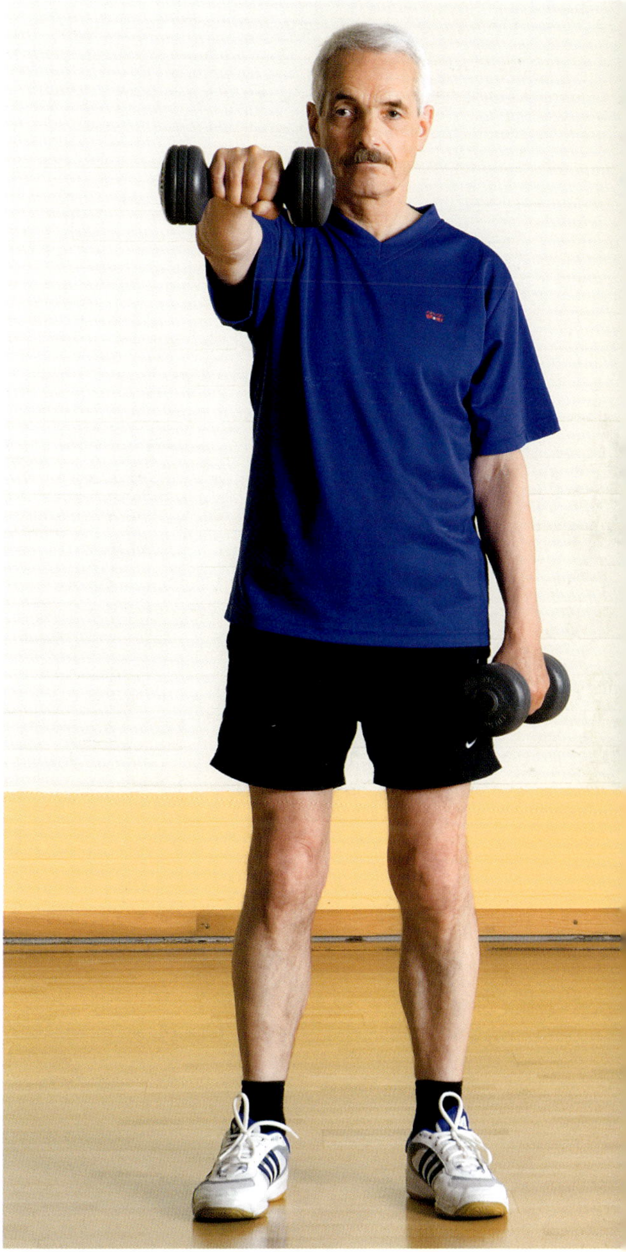

Das Sandwich-Prinzip

Eine neue Gewohnheit können Sie gut heimisch machen, indem Sie Ihren Vorsatz zeitlich zwischen zwei alte Gewohnheiten packen, die schon per Autopilot ablaufen und die Sie als neutral bis angenehm empfinden. Mit zwei starken Nachbarn werden sich die neuen Vorsätze rasch eingebürgert haben.

Nutzen Sie die 28-Tage-Regel...

Verhaltensforscher haben herausgefunden, dass es etwa 28 Tage braucht um eine neue Gewohnheit zu etablieren. So lange benötige das Gehirn, um ein neues Verhaltensmuster einzuprogrammieren. Ist schließlich das Neue wirklich zur Gewohnheit geworden ist, müssen wir nicht jedes Mal viel Energie aufbringen, um unser neues Vorhaben durchzuführen. Es fällt leichter und leichter – weil es ja zur Gewohnheit geworden ist. Anfangen ist also relativ einfach, die wahre Hürde ist das Durchhalten, bei der Stange zu bleiben, gerade in diesen ersten 28 Tagen, bis sich Ihr Workout als neue Gewohnheit eingebürgert hat. Nach diesen 28 Tagen erleben Sie auch die ersten deutlichen Ergebnisse – und das motiviert zum Weitermachen!

... und die Halbjahres-Regel

In der modernen Gehirnforschung geht man davon aus, dass nach ca. einem halben Jahr regelmäßiger körperlicher Aktivität neue Synapsen zwischen bestimmten Nervenzellen im Gehirn entstehen. Körperliche Aktivität fördert die Neurogenese. Krafttraining als neue Gewohnheit wird immer fester verankert. Wenn Sie nun Ihr Trainingsprogramm durch irgendwelche Umstände einmal nicht durchführen können, fehlt Ihnen etwas.

B-Plan

Entwickeln Sie rechtzeitig Gegenstrategien, um sich vor Verführungen zu schützen, die Sie vom Training abhalten könnten. Arbeiten Sie mit dem Miniprogramm oder dem Mini-Miniprogramm an Kraftübungen (Kapitel 4), falls wegen unvorhergesehener Umstände oder Zeitmangel kein umfangreicheres Training möglich ist.

Geduld, Geduld ...

Wenn man damit beginnt, etwas für die eigene Gesundheit und Zufriedenheit zu tun, dann baut sich manchmal ein großer Anspruch an sich selbst auf. Alles sollte gleich hundertprozentig klappen und das am besten gleich morgen. Jeder Ausrutscher oder ein kleiner Rückschritt wird als persönliche Niederlage oder sogar als Beweis für die eigene Unzulänglichkeit bewertet und führt nicht selten dazu, alles in die Ecke zu schmeißen. Vielleicht haben Sie dies schon einmal erlebt. Im Grunde kommt es überhaupt nicht darauf an, wie rasch Sie Fortschritte machen; es kommt eigentlich nur auf eines an: Dass Sie sich in die richtige Richtung bewegen. Und wenn Sie vier Schritte vorwärts und drei zurück machen, dann sind Sie im Ergebnis immer noch einen Schritt vorangekommen. Genau darum geht es. Wenn wir neue Gewohnheiten die uns gut tun trainieren, dann muss dies nicht gleich immer und überall klappen. Es kommt darauf an, dass es öfter klappt, als dass es nicht funktioniert. Dann kommen Sie voran. Seien Sie hier gegenüber sich selbst großzügig. Üben Sie regelmäßig und beobachten Sie gelassen Ihre Fortschritte, auch wenn es vielleicht etwas länger dauert, bis Sie die ersten Effekte bemerken. Der Erhalt der Muskelkraft und der Mobilität ist kein Selbstzweck, sondern eine wichtige Voraussetzung, selbstbestimmt und mit möglichst wenig Einschränkungen leben zu können.

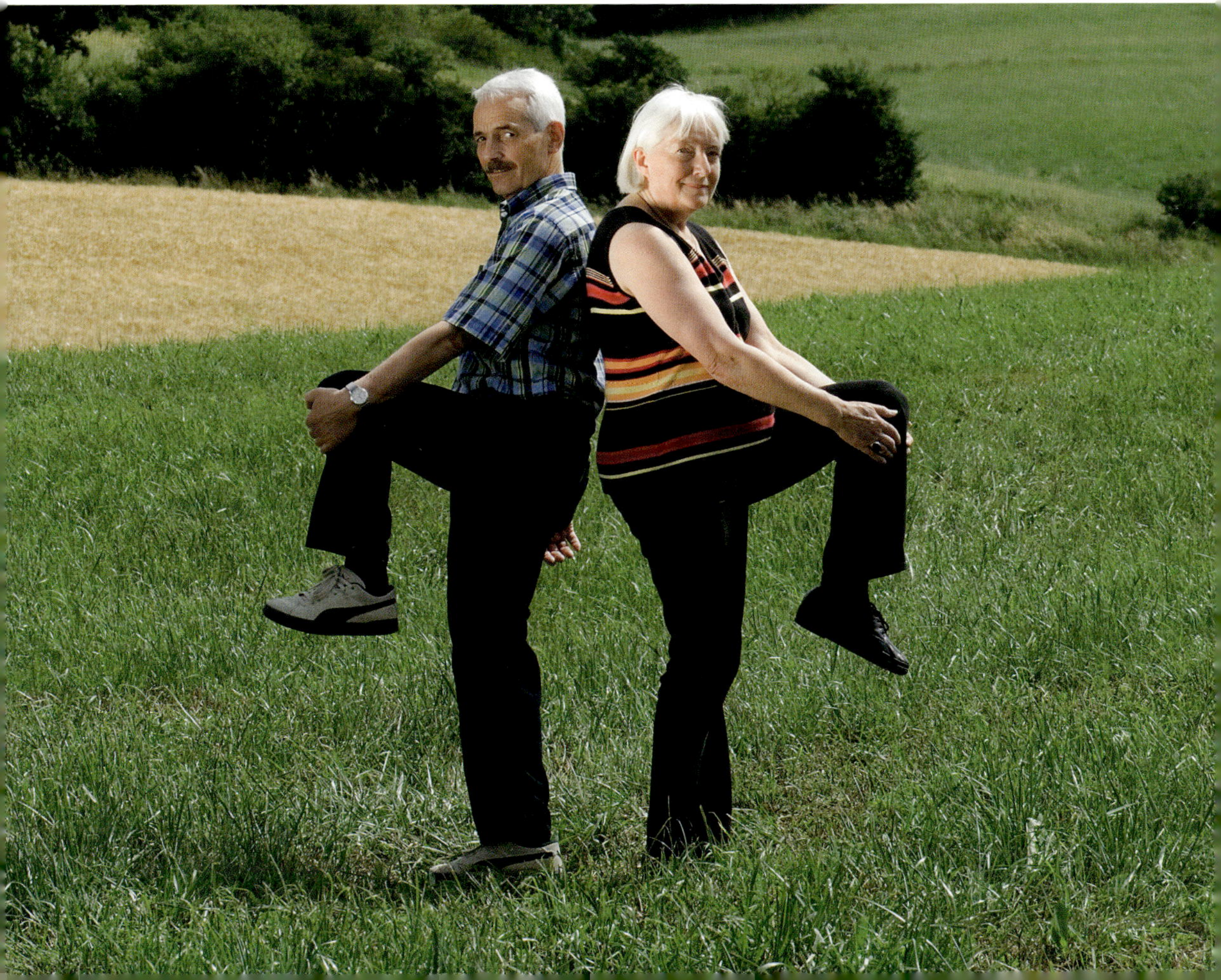

Der Mensch ist was er isst: Wie Sie mit einer gesunden Ernährungsweise Ihren Trainingserfolg unterstützen können

Hierzulande sind nach einer Studie des Robert-Koch-Instituts mehr als die Hälfte aller Frauen und gut zwei Drittel der Männer übergewichtig. Ursache dafür sind neben dem Bewegungsmangel v.a. auch falsche Essgewohnheiten und ein Zuviel an ungesunder Kost. Darunter leidet die Gesundheit, aber auch die persönliche Power und dies führt wieder dazu, dass die Lust an der Bewegung schwindet. Andersherum betrachtet: Mit einer gesunden und abwechslungsreichen Ernährung können Sie Ihren Trainingserfolg ganz wesentlich unterstützen. Eines vorweg: Sie brauchen dazu keine komplizierte Diät einzuhalten und auch keine Spezialpräparate zu sich nehmen.

Mit der Nahrungspyramide der Deutschen Gesellschaft für Ernährung haben Sie eine gute Richtschnur, sich alle Nährstoffe zuzuführen, die Sie brauchen. Sofern Sie nicht aufgrund einer ärztlichen Indikation Einschränkungen in der Auswahl der Nahrungsmittel treffen müssen, brauchen Sie nur ein paar einfache Regeln zu beachten:

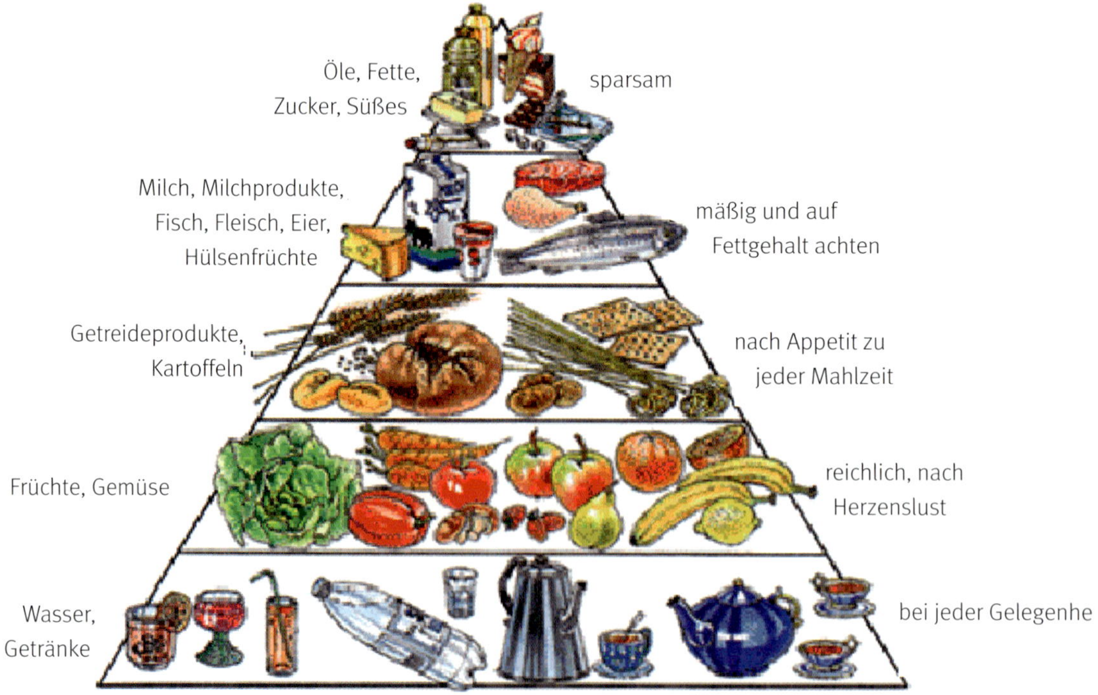
Öle, Fette,
Zucker, Süßes
sparsam
Milch, Milchprodukte,
Fisch, Fleisch, Eier,
Hülsenfrüchte
mäßig und auf
Fettgehalt achten
Getreideprodukte,
Kartoffeln
nach Appetit zu
jeder Mahlzeit
Früchte, Gemüse
reichlich, nach
Herzenslust
Wasser,
Getränke
bei jeder Gelegenhe

Faustregeln

- Fünfmal täglich etwas Frisches: Ein Stück Obst, etwas Gemüse oder ein Glas Saft
- Häufiger Weißmehl- durch Vollkornprodukte ersetzen
- Weniger Fleisch und Wurst
- Weniger Fett
- Selten zu Süßigkeiten greifen

Wichtig ist es zudem, viel zu trinken: Zusätzlich zum Essen sollten das 1,5 bis 2 Liter Flüssigkeit pro Tag sein. Am besten geeignet sind Wasser, ungesüßter Tee und Fruchtschorlen.

Führen Sie ein bewegtes Leben

Möglichkeiten für mehr Bewegung gibt es auch im Alltag: steigen Sie Treppen statt den Aufzug zu nehmen. Gehen Sie überhaupt möglichst oft zu Fuß oder fahren Sie Rad. Unternehmen Sie Ausflüge mit Ihrer Familie oder mit Freunden. Schließen Sie sich einer Walking- oder einer Tanz-Gruppe an. Gehen Sie Schwimmen. Schauen Sie sich bei Ihrer Volkshochschule oder bei den örtlichen Sportvereinen um und finden Sie heraus, welche Sportart Ihnen zusammen mit Anderen Spaß machen könnte, usw., usw. Es gibt viele Möglichkeiten, aktiver zu werden. Wichtig ist, dass Sie sich wohl dabei fühlen und dass Sie gut in Schwung kommen. Je besser Sie wieder in Ihrem Körper zu Hause fühlen, desto leichter fällt es Ihnen wiederum, im Krafttraining bei der Stange zu bleiben.

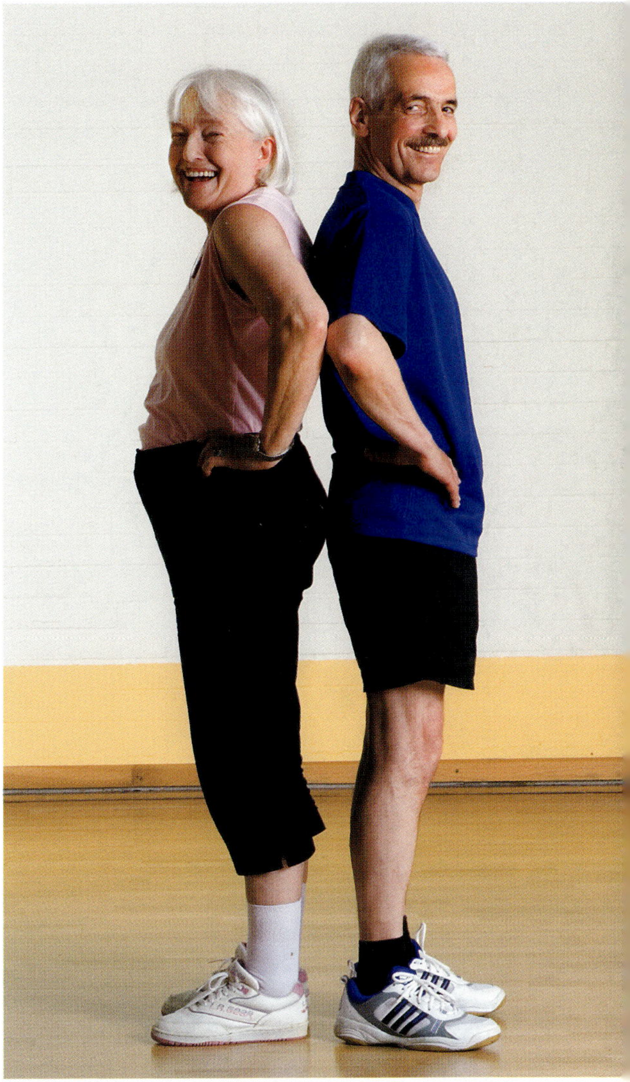

FAQ – Häufig gestellte Fragen rund um das Krafttraining

Frage: „Weshalb nur zweimal pro Woche je 30 Minuten Krafttraining machen? Gilt nicht vielmehr: Je mehr Training umso besser?“
Antwort: Zweimal pro Woche je 30 Minuten trainieren bieten ein optimales Verhältnis von Aufwand zu Ertrag. Die Erholungsphasen zwischen den Trainingstagen gehören mit dazu.

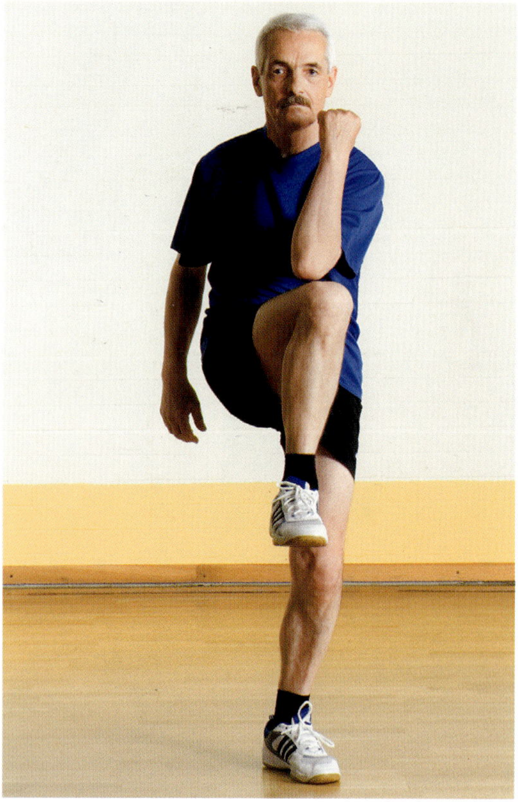

Frage: „Ich würde ja gerne trainieren ... aber ist es nicht langweilig, immer dieselben Übungen zu machen?“
Antwort: „Das ist eine typische Drauf-Sicht von außen. Wer hingegen als Insider regelmäßig trainiert, erlebt, wie lebendig sich sein Körper anfühlt und wie das Stimmungsbarometer steigt.

Frage: „Ist Krafttraining nicht unweiblich? Bekomme ich dann nicht Muckis wie ein Bodybuilder?“
Antwort: „Dem ist nicht so. Da müssten Sie schon sehr exzessiv trainieren. Es ist eher so, dass ein Mangel an Krafttraining das weibliche Erscheinungsbild beeinträchtigt als ein zu viel. Eine gut entwickelte Muskulatur festigt nämlich den Körper, schafft straffere Formen und auch die Haut wirkt glatter.

Frage: „Wieso hilft Krafttraining beim Abnehmen?“
Antwort: „Wie Muskeln mehr Kalorien verbrauchen als Fett.“

Frage: „Ich mache jetzt Krafttraining und habe statt abzunehmen etwas zugenommen. An meiner Ernährung habe ich nichts geändert. Mache ich etwas falsch?“
Antwort: „Nein, das kann durchaus vorkommen, Muskeln wiegen mehr als Fett. Wichtiger als die Zahl auf der Waage ist aber die Veränderung an der Körpershilouette.“

Frage: „Wenn ich Krafttraining mache, muss ich dann besonders eiweißreiche Kost essen oder Spezialpräparate zu mir nehmen?“
Antwort: „Die Vorstellung, eine besonders hohe Eiweißaufnahme unterstütze den Trainingseffekt ist zwar weit verbreitet, aber so nicht richtig. Zwar steigert körperliche Aktivität den Ab- und Aufbau von Muskeleiweiß, jedoch ist unser Organismus in der Lage, das abgebaute Eiweiß weitestgehend wieder zu recyceln. Spezialpräparate brauchen Sie nicht. Zu hohe Eiweißaufnahme kann sich sogar schädigend z.B. auf Stoffwechsel und Nierenfunktion auswirken.

Frage: „Wenn ich Krafttraining mache, brauche ich dann weiter nichts für meine Fitness zu tun?“
Antwort: „Krafttraining sorgt dafür, dass Ihre persönliche Power wächst und Ihre Muskeln sich hin zu ihrer optimalen Leistungsfähigkeit entwickeln, doch wenn Sie etwas für Herz und Kreislauf tun wollten, wählen Sie dazu noch eine Ausdauersportart, wie z.B. Walking, Schwimmen, Radfahren etc.

Frage: „Ich habe öfters Rückenschmerzen. Sollte und darf ich überhaupt Krafttraining machen?“
Antwort: Oft sind gerade die schwache Muskulatur und der Bewegungsmangel die Ursache für die Beschwerden. Fragen Sie aber Ihren Arzt, ob aus seiner Sicht etwas Gravierendes gegen das Krafttraining spricht.“

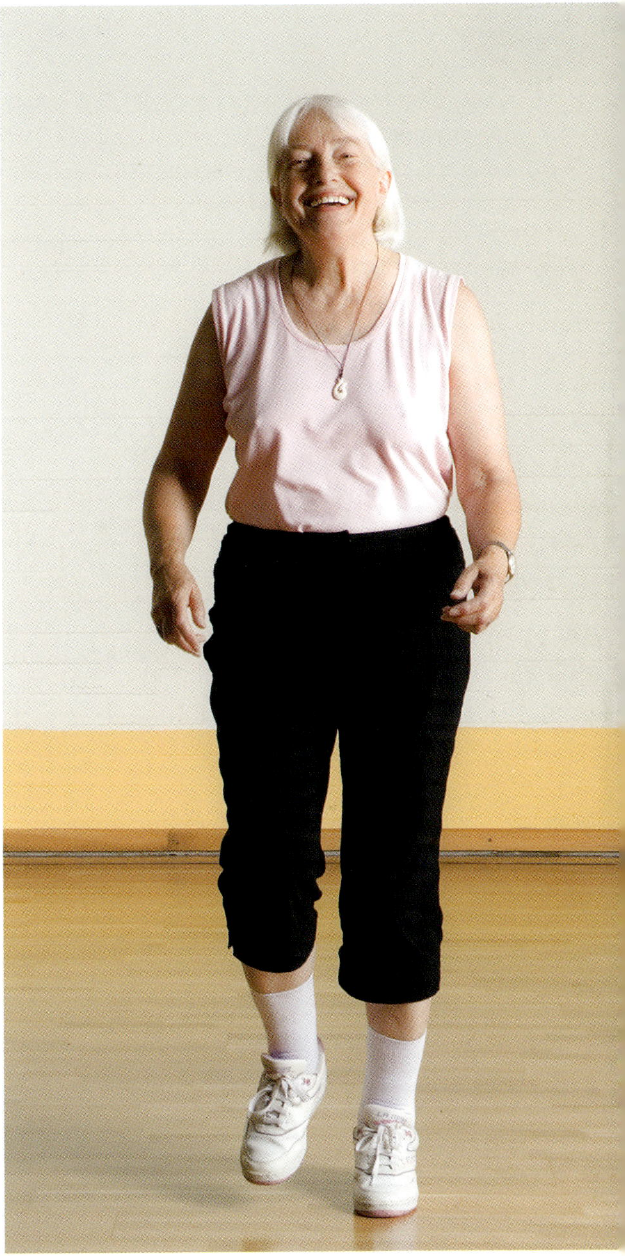

Frage: „Kann ich mit Krafttraining der Osteoporose vorbeugen?“
Antwort: „Ja. Besonders geeignet sind hier Kräftigungsübungen für die besonders gefährdeten Partien wie Unterarme, Wirbelsäule und Oberschenkel. Gezieltes Krafttraining stimuliert die Knochensubstanz und trägt dazu bei, die Knochendichte zu erhalten.“

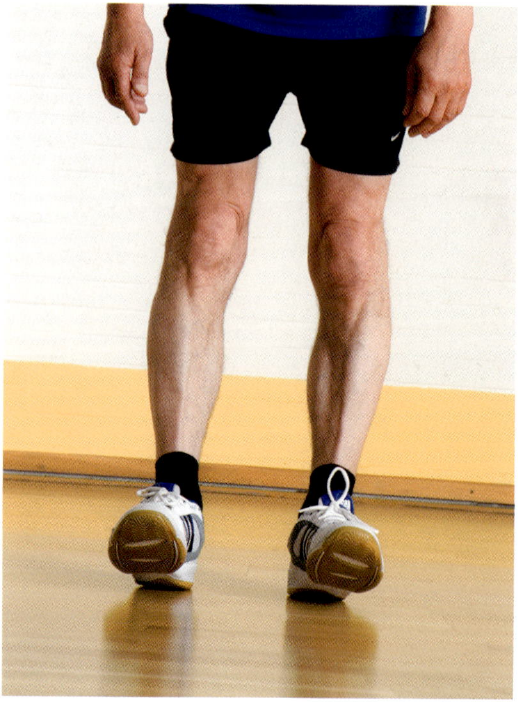

Frage: „Ist es besser im Fitness-Studio oder zu Hause zu trainieren?“
Antwort: „Hier gibt es kein „besser“ oder „schlechter“. Beides kann sich hervorragend ergänzen. Im Studio haben Sie individuelle persönliche Beratung und Betreuung bei der Erstellung und Durchführung eines geeigneten Trainingsplanes und Sie haben die Möglichkeit, an Maschinen zu trainieren. Beim Training zu Hause sind Sie unabhängig, und es kostet Sie nichts.“

Frage: „Krafttraining macht gute Laune – ist da wirklich was dran?“
Antwort: „Durchaus. Krafttraining steigert die Ausschüttung von stimmungsfördernden und schmerzreduzierenden Hormonen. Dies bedeutet im Umkehrschluss aber auch, dass Menschen, die sich wenig bewegen mehr zu depressiven Verstimmungen neigen und auch eine erhöhte Schmerzsensibilität aufweisen.

Frage: „Ich habe gehört, dass Krafttraining auch dem Denkvermögen gut tut – warum?“
Antwort: „Je nachdem, welche Muskelgruppen durch eine entsprechende Übung gerade aktiviert sind, werden nicht nur die Muskeln, sondern auch die entsprechenden dazugehörigen Gehirnareale vermehrt durchblutet. Zwischen Muskel und Gehirn besteht eine direkte Verbindung. Dies lässt sich mittels der entsprechenden bildgebenden Verfahren im Gehirn gut

veranschaulichen. Entsprechende Untersuchungen zeigen, dass regelmäßig und langfristig durchgeführtes Krafttraining nicht nur den Schwund an Muskulatur verhindert, sondern eben v. a. auch den Verlust an Dendriten (=verzweigte Fortsätze von Nervenzellen). Wird über längere Zeiträume hinweg konsequent trainiert, kann sich die beanspruchte Gehirnregion sogar vergrößern, da die Synapsen (=Verbindungen zwischen den einzelnen Nervenzellen) zunehmen und dadurch die gesamte Leistungsfähigkeit dieses Gehirnareals steigt."

Frage: „Ich war zeitlebens ein typischer Büromensch" und habe nun einen gebeugten Rücken und überhaupt eine schlechte Haltung. Bringt das denn für mich noch etwas, jetzt Muskeln trainieren zu wollen, wo ich dies doch überhaupt nicht gewohnt bin?"

Antwort: „Gerade dann ist es wichtig. Verkümmerte Muskeln können der Wirbelsäule und den Gelenken nicht genug Halt geben. Mit Krafttraining können Sie jederzeit anfangen, egal ob Sie 40 oder 80 sind. Und die Effekte sind in jedem Alter deutlich."

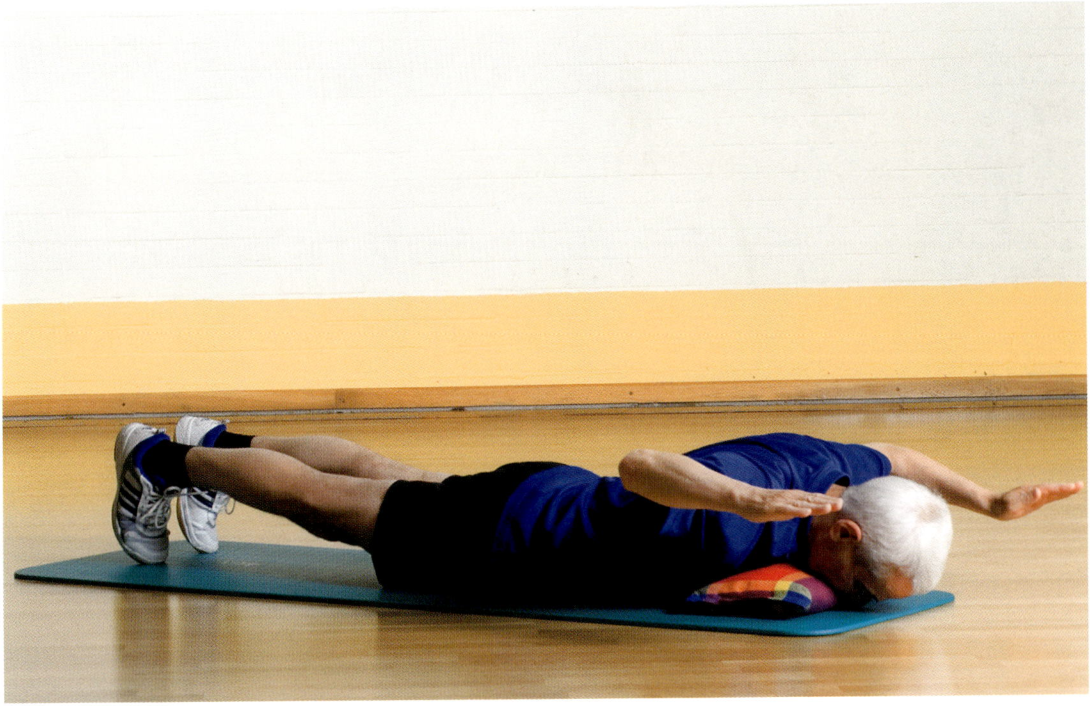

FREUDE STATT FRONDIENST

Gesundheit kann auch Spaß machen; vor allem dann, wenn Sie Ihre durch das Krafttraining gewachsene persönliche Power an sich selbst wahrnehmen, wenn Sie spüren, wie viel besser es um Ihr Wohlbefinden bestellt ist als in der Zeit vor dem Trainingseinstieg. Krafttraining ist ein Lebenselixier für Körper und Seele. Hier ein kleines ABC der Dinge, die Sie motivieren können, in gute Laune versetzen und beim Training unterstützen:

Motivations-ABC

A wie Anfangen! Im Tun liegt die Kraft.
B wie Bewegungslust im Alltag steigern: je mehr Sie sich bewegen desto leichter wird es Ihnen fallen
C wie Cholesterinspiegel senken helfen durch körperliches Training
D wie Draußen sein und sauerstoffreiche Luft genießen
E wie Einen Plan haben und ihn durchführen
F wie Freunde suchen, die mitmachen
G wie Geduld beweisen: „Was lange währt wird endlich gut"
H wie Humor zeigen: Alle Dinge haben gewöhnlich mehrere Seiten, und darunter ist mindestens eine lustig.
I wie Imagination: Stellen Sie sich immer wieder vor, was Sie durch Krafttraining gewinnen
J wie Ja zum Leben
K wie Kraft entwickeln: ja, genau darum geht es! Schritt für Schritt werden Sie an Kraft zulegen.
L wie Lebensstil ändern: Kommen Sie auch außerhalb Ihres Krafttrainings stärker in Bewegung und stellen Sie sich dabei vor, wie gut Ihnen das tut.
M wie Musik genießen – warum nicht mit Musik trainieren?
N wie Nahrungsmittel bewusst auswählen. Eine gesunde Ernährung versorgt Ihren Körper mit allen lebenswichtigen Stoffen.

Steigen Sie ein und bleiben Sie dabei. Sie können auf vielfältige Weise von Ihrem regelmäßigen Workout profitieren. Seien Sie gut zu sich selbst!

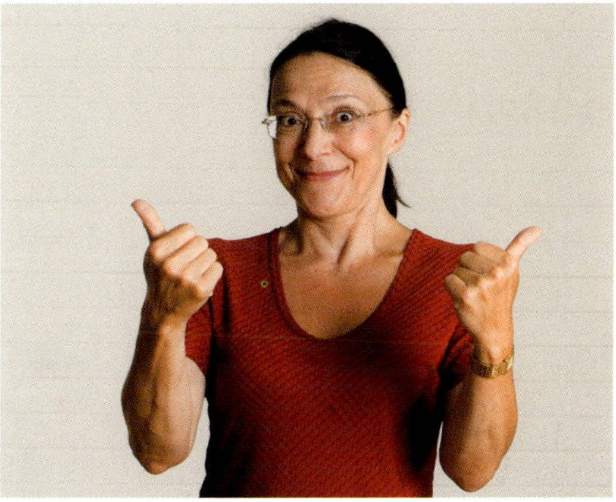

O wie Optimismus pflegen: Eine zuversichtliche Haltung unterstützt Ihren Trainingserfolg und aktiviert die Wohlfühlhormone.

P wie Persönliche Power entfalten: Schon nach drei bis vier Wochen regelmäßigen Trainings merken Sie deutliche Unterschiede zum „Vorher"

Q wie Quellen des persönlichen Wohlgefühles nützen; sich öfter mal was Gutes tun, auch als Belohnung für regelmäßiges Training.

R wie Ruhepausen nicht vergessen

S wie Selbstvertrauen – Selbstsicherheit – Selbstwertgefühl: Regelmäßiges Krafttraining stärkt Sie als ganze Person!

T wie Tag für Tag – sorgen Sie für viel Bewegung auch außerhalb Ihres Trainings!

U wie Urlaub für den inneren Kritiker! Freuen Sie sich über Ihre Trainingsfortschritte auch dann, wenn sie klein sind.

V wie Vorteile des Trainings immer vor Augen haben. Das hilft, Rückfälle in die inaktive Lebensweise abzubiegen.

W wie Wandern in schöner Natur – das tut Körper und Seele gut.

X wie Xanthippen und Miesmacher meiden – und stattdessen die Gegenwart von Menschen suchen, die Sie unterstützen.

Y wie Yoga, Walking, Schwimmen, Radfahren usw. – alle Aktivitäten werden von Ihrer gestärkten Muskulatur profitieren.

Z wie Zauberei – na ja, soll vielleicht vereinzelt helfen, aber gemeinhin gilt: wer regelmäßig trainiert, erreicht sein Ziel auch ohne Zauberei.

DANKSAGUNG

Bei allen, die zum Gelingen von „Best Age Power" mit beigetragen haben, möchte ich mich sehr herzlich bedanken.

Vielen Dank an meine Literaturagentin Swantje Steinbrink, deren Vorschlag es war, aus meinen Kursmaterialien zum powervollen Älterwerden ein Buch zu machen. Sie hat dem Projekt sehr engagiert zur Realisation verholfen.

Ein ganz besonderer Dank an Isolde Brückner und Horst Pesavento, dass sie sich für die Fotoaufnahmen als Models zur Verfügung gestellt haben. Sie waren mit viel Ausdauer und guter Laune dabei, danke! Vielen Dank auch dem Team des Sportzentrums Bayreuth, das uns für die Aufnahmen einen der Trainingsräume überlassen hat. Und da darf dann auch die Fotografin nicht fehlen! Ich danke der Fotografin Martina Henschke, die uns als Dreierteam kompetent und einfühlsam begleitet und die Fotos für dieses Buch erstellt hat.

Herzlicher Dank auch an meine Tochter Ariadne Engelbrecht, die sachkundig und kritisch Korrektur gelesen hat. So fand mein Lektor, Marko Schweizer, dem ich an dieser Stelle für seine Unterstützung ebenfalls ganz herzlich danken möchte, doch ein recht lesefreundliches Manuskript vor.

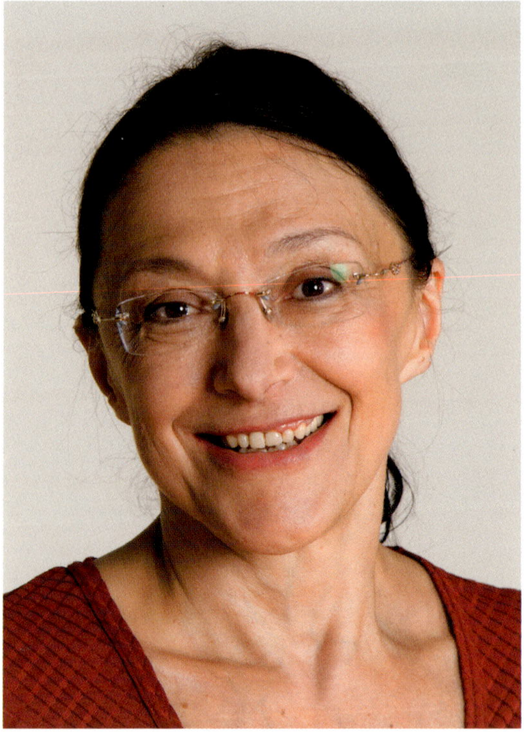

„With a little Help from my Friends" (Joe Cocker) konnte also das Buch in der vorliegenden Form realisiert werden und ich hoffe, es ist ermöglicht Ihnen einen leichten und motivierten Einstieg in das Krafttraining.

Ihre Sigrid Engelbrecht

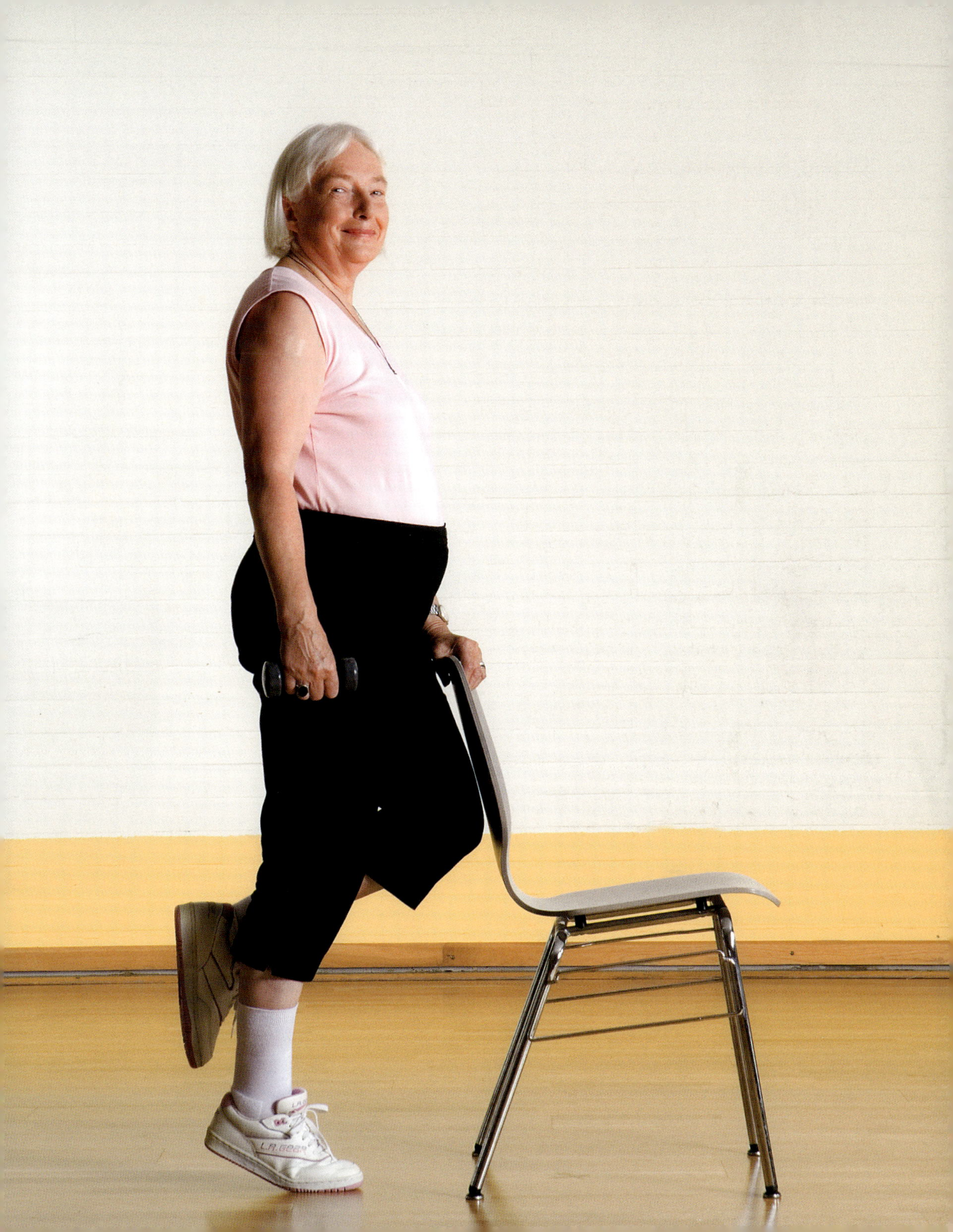
L.A.GEAR

LITERATUREMPFEHLUNGEN

Ackermann, Andreas: Easy zum Ziel, Wie man zum mentalen Gewinner wird, Erd Verlag, 2004
Boeck-Behrens Wend-Uwe: maxxF, Das Super-Krafttraining, Rowohlt Taschenbuchverlag, 2. Auflage 2007
Grabbe, Dieter: MuskelQuickies das Schnellprogramm, Gezieltes Training für den ganzen Körper, Blv Buchverlag, 2007
Himmel, Michaela, Ockel Renate: Best Age Yoga, Gesund und entspannt älter werden, Pietsch Verlag, 2007
Kieser, Werner: Gesundheit kennt kein Alter. Kieser-Training für Einsteiger, Heyne Verlag, 2005
Medina, John J.: Die Uhr des Lebens, Wie und warum wir älter werden, Birkhäuser Verlag, 1998
Mildenberger-Schneider, Monika: Senioren Krafttraining, Meyer & Meyer, 2000
Nelson, Miriam E., Sarah Wernick: Starke Frauen bleiben jung, Umschau-Buchverlag, 1998
Prokop, Ludwig: Die Verhütung vorzeitiger Alterserscheinungen, Springer Verlag 1996
Scheumann, Hans: Fit & Vital ein Leben lang, Meyer & Meyer Verlag, 2001
Schönthaler, Stefan, Hofmann, Holger: Das Bodyprogramm, Rowohlt Taschenbuchverlag, 2000
Schuhn, Jutte, Trunz-Carlisi, Elmar: Bodystyling ab 40, Gräfe und Unzer Verlag, 2004
Sterr, Christian: Mentaltraining im Sport, Spomedis Verlag 2006
Tepperwein, Kurt: Mentaltraining, Kraftquelle im Alltag, Ariston Verlag, 2006
Tschirner, Thorsten: Fit mit Hanteln, Gräfe und Unzer, Verlag, 2006
Weinzettl, Monika: WorkAut, Bedienungsanleitung für Ihren Körper, Ueberreuther Verlag 2002

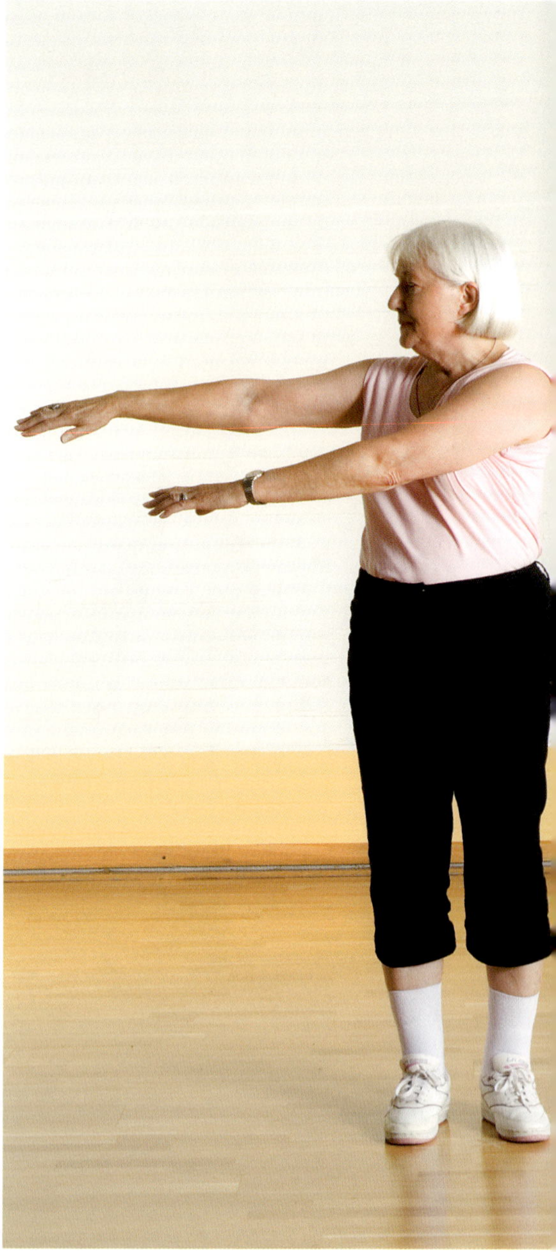

Empfehlungen im WWW:

www.aktivinjedemalter.de
www.atorio.de
www.baspo.admin.ch
www.feel-fit.com
www.feierabend.de
www.ff100.de
www.gesundheit.de
www.gesundheitpro.de
www.richtigfitab50.de
www.sportprogesundheit.de
www.senioren.de
www.50plus.at

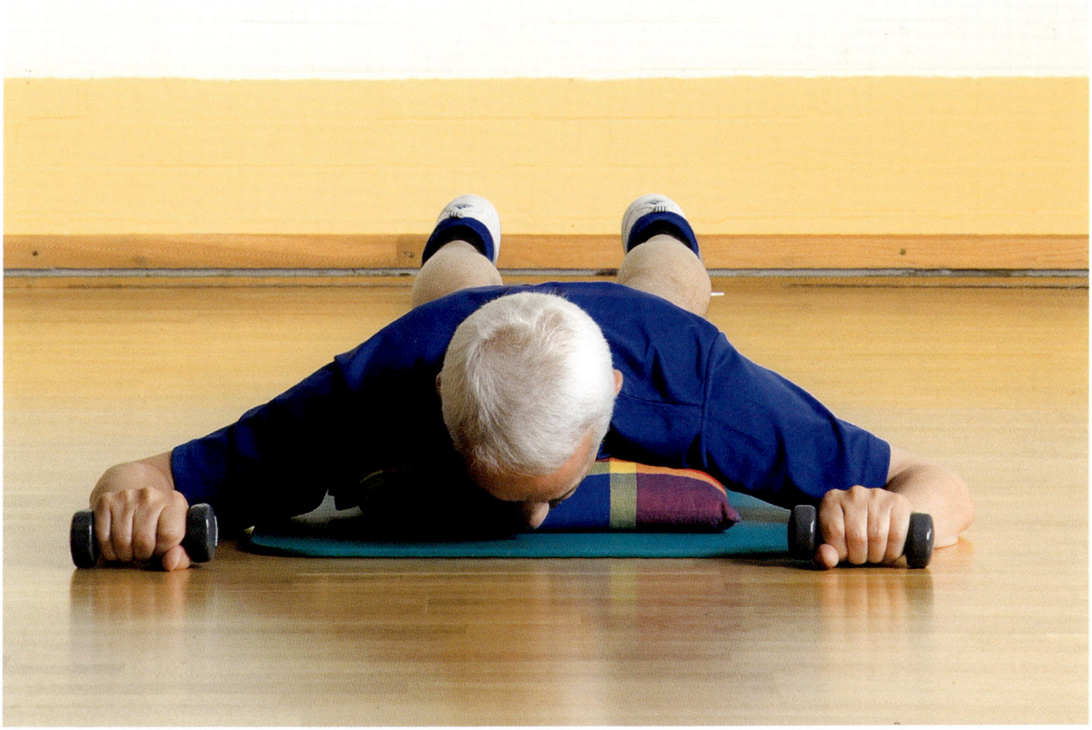

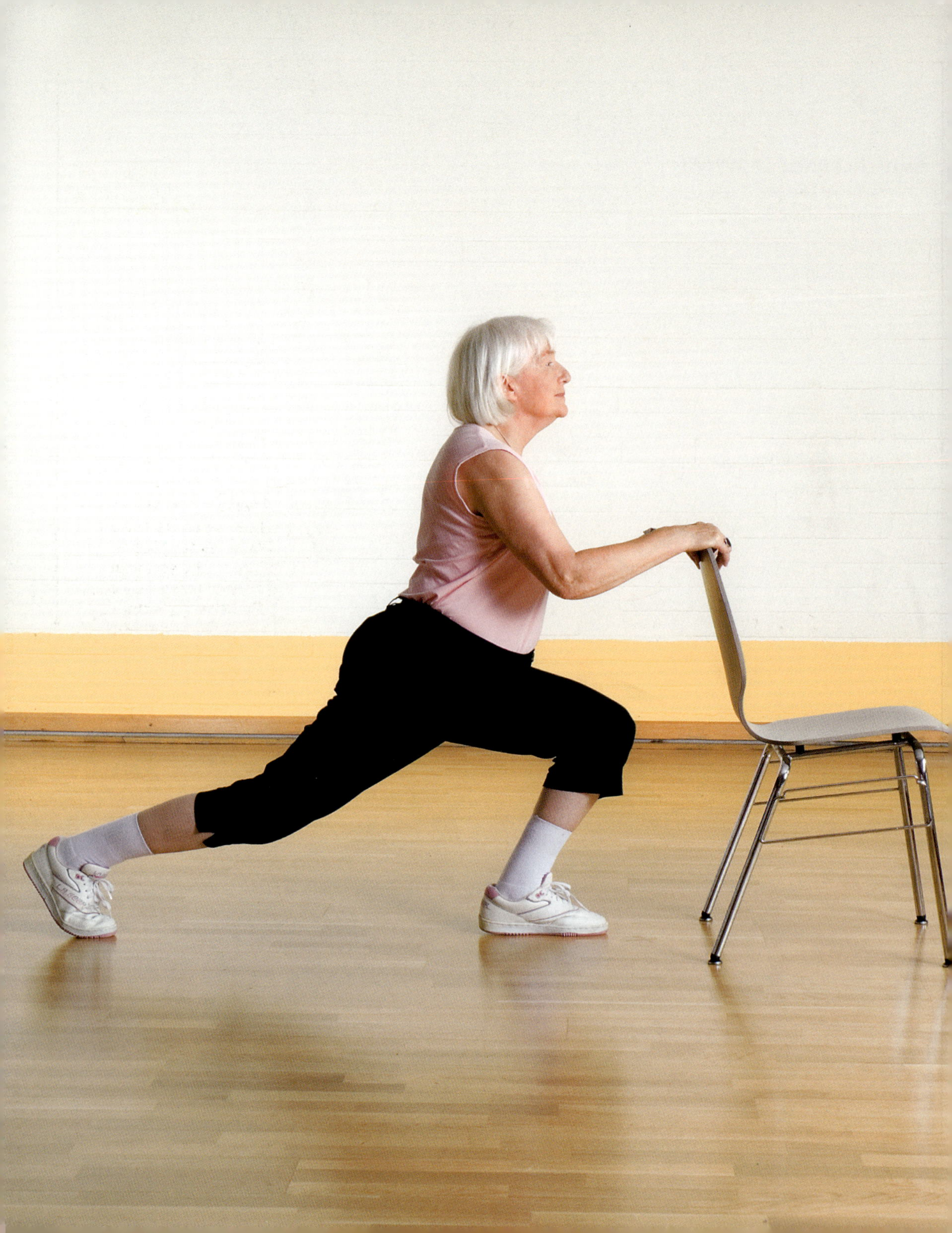

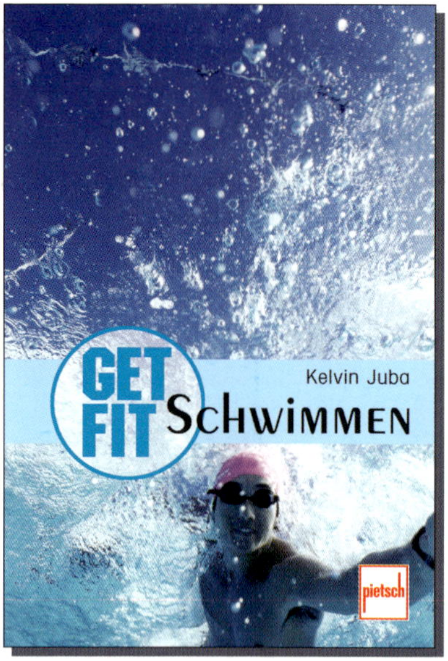

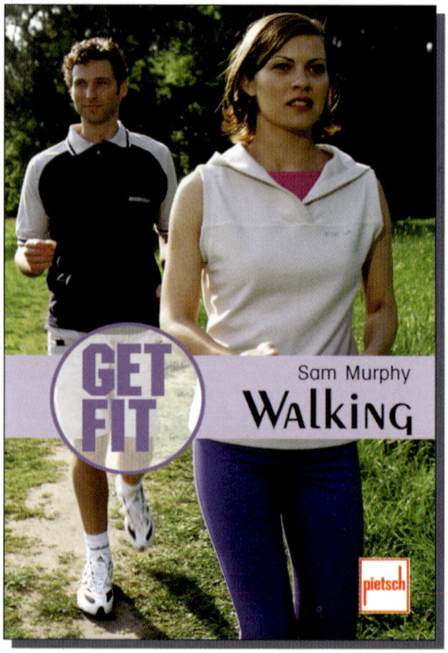

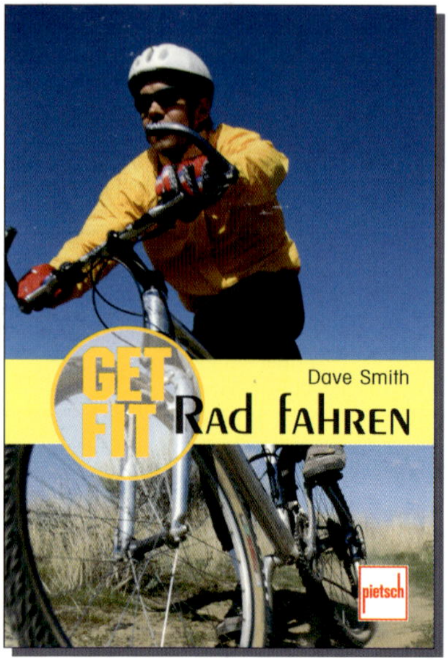

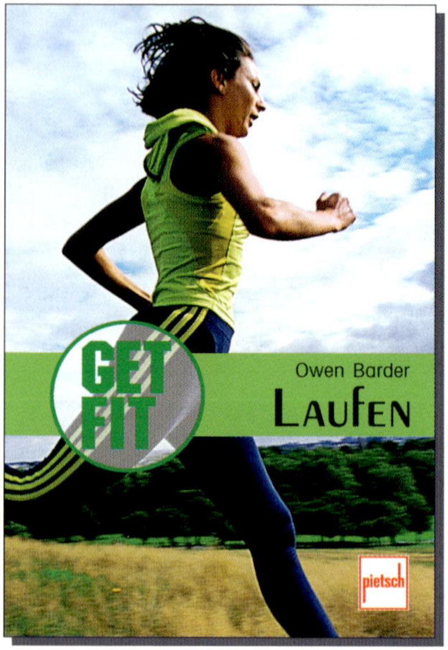

Fitness für alle

Kelvin Juba
Get fit -- Schwimmen
Schwimmen ist eine der Sportarten, die für Ausdauer, Beweglichkeit und Kraft sorgen und gleichzeitig das Herz entlasten. »Get fit« nimmt Sie mit ins Wasser!
128 Seiten, 50 Bilder
Bestell-Nr. 50529
€ 12,95

Dave Smith
Get fit – Rad fahren
In diesem kompakten Ratgeber bekommen alle Radfahr-Interessierten nützliche Tipps zum richtigen Einstieg in ihren Sport, zu Ausrüstung, Training und Ernährung.
128 Seiten, 8 Farbbilder, 44 Zeichnungen
Bestell-Nr. 50517
€ 12,95

Sam Murphy
Get fit – Walking
Es hilft Ihrer Gesundheit nicht, wenn Sie nur spazierengehen. Sie brauchen Know-how für Ihr Walkingprogramm. Und genau dazu ist dieser nützliche Ratgeber da!
128 Seiten, 50 Bilder
Bestell-Nr. 50528
€ 12,95

Owen Barder
Get fit – Laufen
In diesem kompakten Ratgeber bekommen alle Laufinteressierten viele nützliche Tipps zum richtigen Einstieg, zur Ausrüstung, sowie zu Training und Ernährung.
128 Seiten, 11 Farbbilder
Bestell-Nr. 50516
€ 12,95

IHR VERLAG FÜR FITNESS-BÜCHER

Postfach 10 37 43 · 70032 Stuttgart
Tel. (07 11) 2108065 · Fax (07 11) 2108070
www.paul-pietsch-verlage.de

pietsch

Stand September 2007 – Änderungen in Preis und Lieferfähigkeit vorbehalten